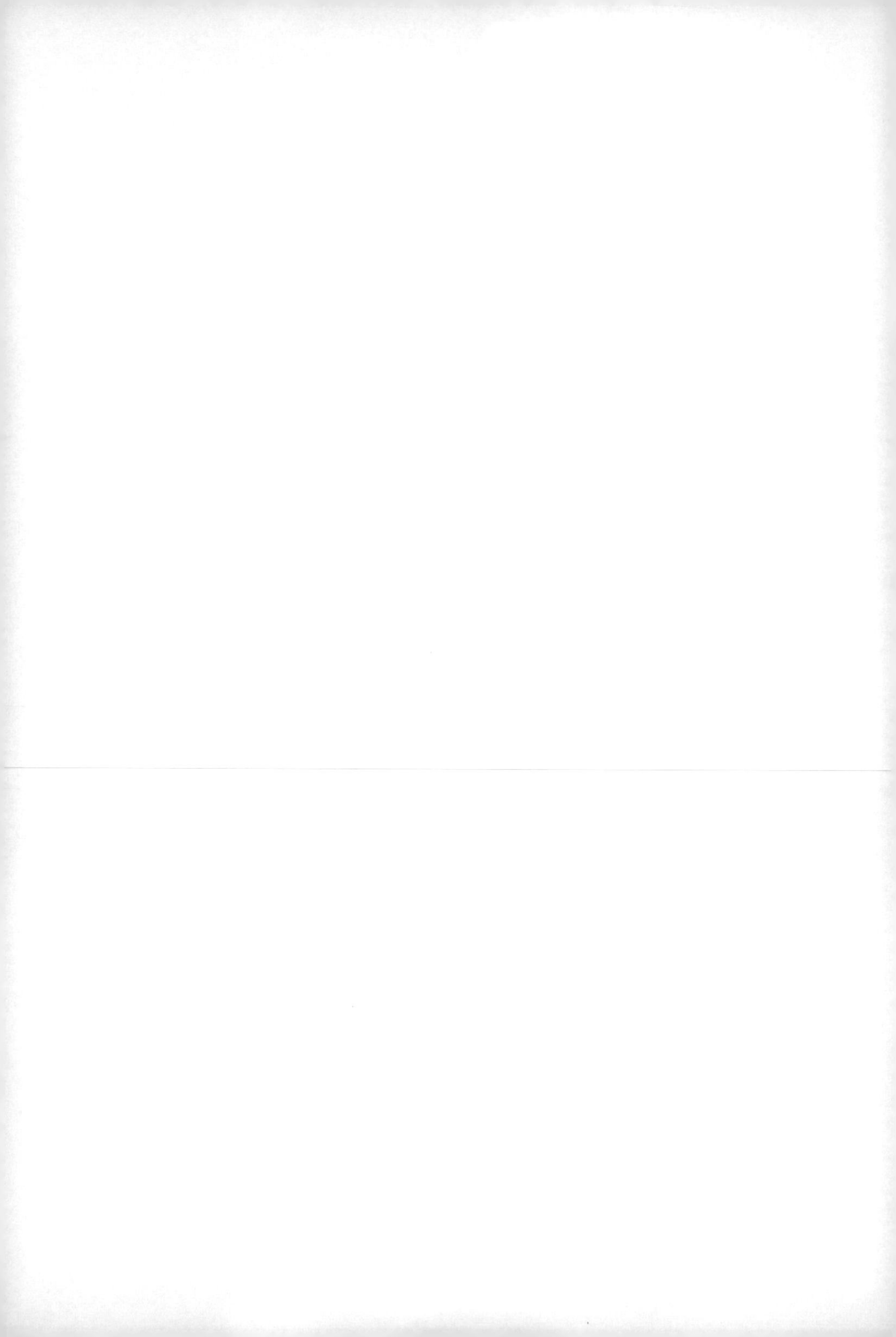

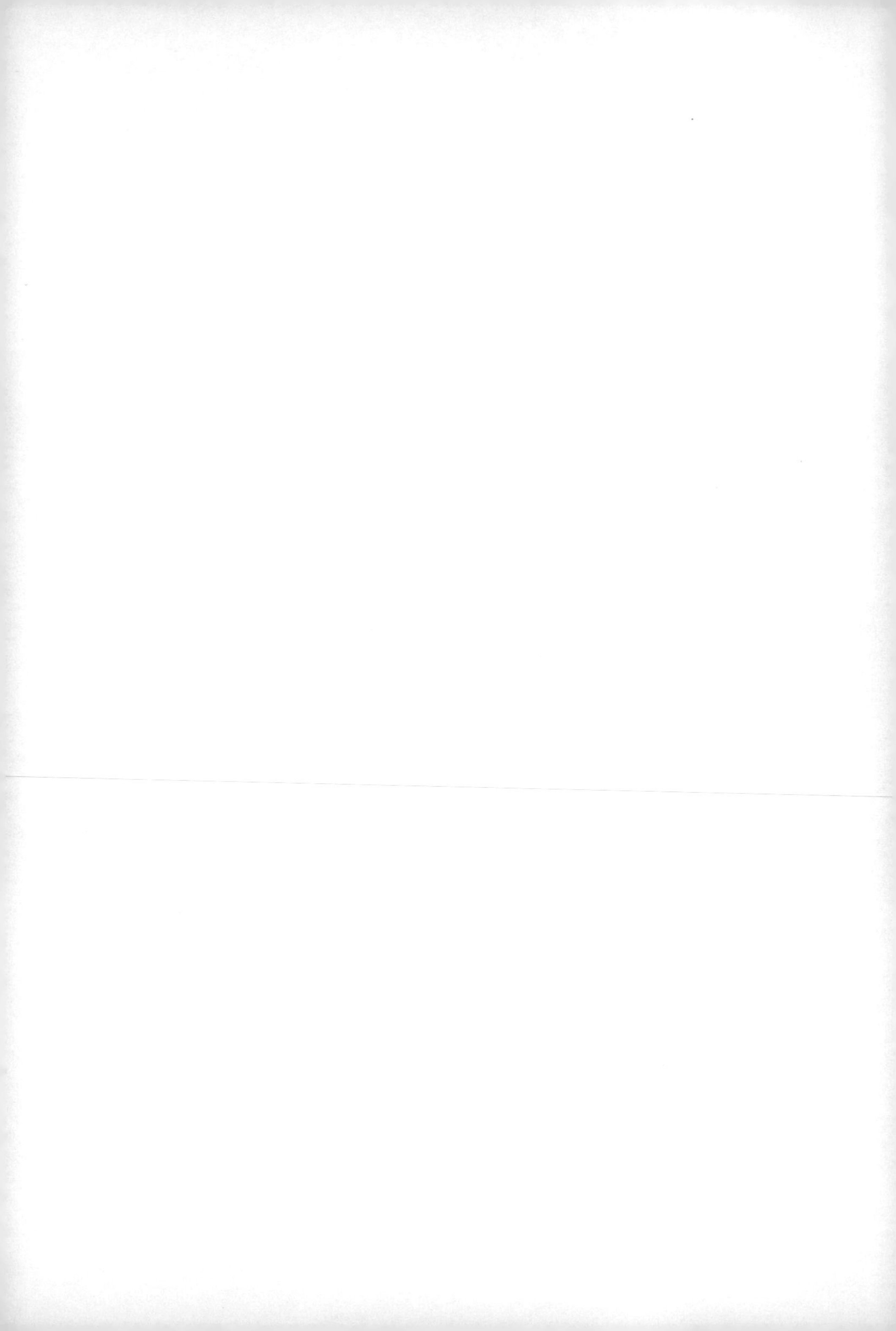

Catcher

一如《麥田捕手》的主角，
我們站在危險的崖邊，
抓住每一個跑向懸崖的孩子。
Catcher，是對孩子的一生守護。

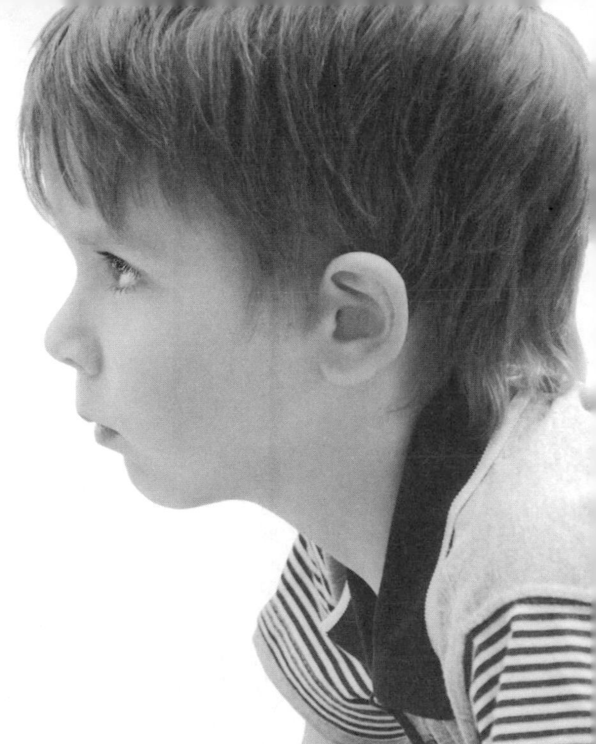

301個自閉兒教養祕訣

王意中心理師◎著

【新版自序】

細心領會自閉兒的生命力

在自閉兒的世界裡，總是存在著許多的異質性。當你遇見五個孩子，呈現在你眼前的，會是五種完全不同的生命樣貌，以及屬於他與家人的，一段段動人的生命故事，需要你我細心領會。

在自閉兒的生命歷程中，我想「最佳男女主角獎」頒給孩子當之無愧。「最佳導演獎」及「終身成就獎」則非自閉兒父母莫屬。或許，對部分自閉兒父母來說，可能認為原著劇本寫得不盡人意而心生苦惱。但隨著時間軸的前進，「最佳改編劇本」或許將透過老師以及專業團隊在早期療育、特殊教育、心理諮商與治療等方面的努力而可以成型。同時，自閉兒、父母、老師和專業團隊等將共同演出「最佳影片」。

自閉症與亞斯伯格症就像落在一道光譜的兩端，如果自閉兒是一杯濃烈香醇的黑咖啡，那麼亞斯伯格就像多了奶香的拿鐵。這些孩子同時受困於溝通、社會互動障礙，刻板、侷限、重複的行為，和過度專注的興趣與活動上。這些核心問題，往往如銅牆鐵壁般，阻礙著人們與這群孩子彼此的認識與瞭解。

然而，診斷有時就像3C產品或電腦作業系統一般，每隔一段時間就會出現新的版本。目前，新版精神疾病診斷與統計手冊第五版（DSM-V）取消了原先亞斯伯格症的名稱，將原先的診斷光譜，轉趨於嚴格界定的自閉症譜系障礙（autism spectrum disorder; ASD）。雖然亞斯伯格症名稱已經被取消，但並不表示這群孩子的特殊需求、身心特質與困境已經消失不見，或已獲得改善。

實務上，面對自閉兒隨時出現的殊異和多變的行為、情緒及人際互動等表現，要不就是催化大人的腦袋急轉彎，思考問題的解決、因應與協助，再不然就是讓大人在面對這些現象時，不知所措、花容失色、頭痛煩惱、焦慮、憂鬱，甚至失眠睡不著。這當中隱含著面對自閉兒的教養與教學，充分具備高度挑戰性。

或許轉換個角度，重新以「心」的觀點來看待這群孩子。無論是面對自閉兒如謎樣舞蹈般的自我刺激行為，或亞斯伯格孩子如同列車行走在規律軌道，專注於自我的方向而無限延伸的思緒。是自閉？是亞斯伯格？是自閉症譜系障礙？與其費勁心思澄清這些差異，在成長的路途上，或許更該將重點放在如何有效協助孩子。

我常常提醒自己，「遇見自閉兒，我是先看到孩子，還是自閉症？」請記得，所有的自閉症狀加總起來，並不等同於孩子這個人。有時，孩子的診斷，就像是百貨公司裡的品牌服飾專櫃。無論這些服飾品牌如何，是自閉或亞斯，你需要認識的，仍然應該是褪下品牌服飾後，那位具生命力的孩子，那位你必須細心領會的孩子。

自閉兒的情緒與行為等問題像數獨（Sudoku），每道似乎都有解答，端視我們需要花多少時間才能解開。我常形容自閉兒像一道牆，是我們必須鑿開牆面一窺自閉兒的內心世界，還是總期待他們能夠將牆奮力一推？請想一想，在融合的這段路途上，我們彼此曾經為自閉兒做過什麼努力？同時，自閉兒也常提醒著我們該換檔，在親職教養與班級經營這條蜿蜒、崎嶇、迂迴，但又風景秀麗的蘇花公路上。

這本《301個自閉兒教養祕訣》，融合了我自己多年來關於自閉兒在早期療育、兒童青少年心理諮商與治療、父母親職教養與校園心理諮詢等臨床實務經驗。書中將和你分享自閉兒常面臨的八項關鍵成長議題。包括（1）刻板、侷限與重複行為；（2）興趣與專注；（3）語言與溝通；（4）情境調適；（5）親師溝通與學習；（6）班級經營與融合；（7）遊戲與人際關係；（8）同理與接納。同時，提供301個問題解決策略，作為自閉兒父母在親職管教上，以及老師在班級經營上的參考祕訣。

感謝寶瓶文化朱亞君社長兼總編輯的愛護與支持，以及我生命中出現的自閉症與亞斯伯格症孩子、父母與老師們，是你們豐富我內心的視野，讓我看見生命中的各種美好與可能，並使自己的生命更有厚度。感謝在本書的書寫期間，我親愛的家人無盡的關心、支持、加油與陪伴。謹將此書獻給老媽、老婆與姵涵、翔立、涵立三好米寶貝。

父母和老師最關心的15個自閉兒教養Q&A

Q1 孩子多大的時候才會顯示出自閉症傾向？

A：其實如果敏感地觀察及留意，你會發現在嬰幼兒時期，甚至在兩歲半以前或更早，有些孩子就會出現自閉症的初期症狀或傾向。例如迴避眼神接觸、對人的互動不感興趣或缺乏反應、對於感官刺激反應激烈或不敏感、語言理解與表達明顯出現落後現象等。

Q2 要如何診斷自閉症？

A：自閉症的核心問題，主要出現在溝通、社會互動障礙，刻板、侷限、重複的行為，以及過度專注於興趣與活動上等。診斷是一道嚴謹的推理過程，建議你尋求相關醫療院所的兒童心智科、兒童青少年精神科、兒童心理衛生中心等具有兒童青少年精神科專科醫師的地方，尋求評估與診斷。請勿自行針對診斷標準進行對號入座，以免誤導或延誤孩子評估與治療的黃金時間。

Q3 我的孩子被診斷出自閉症，怎麼辦？

A：由於自閉症的異質性很大，每個孩子所呈現出的身心特質、困擾、優勢與待改善的方面不盡相同。因此，當你的孩子被診斷出自閉症，後續的療育內容與細節、目標與方向，在你接受評估的醫療院所，通常會有專業團隊（醫師、臨床心理師、語言治療師、職能治療師、物理治療師或社工師等）提供你後續的療育建議。

Q4 自閉症會好嗎？

A：自閉症會不會好？說真的，我不建議用「好」與「不好」如此的形容來二分。所謂的「好」，要看你如何界定、解釋這個字眼。雖然自閉症的症狀並不會隨著長大而消失殆盡，但可以確定一件事，當我們試著在自閉症孩子的成長過程中，給予他們適時的協助，無論是提升親職教養或班級經營的功力，當你將時間與心力投注在孩子的某些需求上，我想，在未來的日子，你將有機會看見孩子在該能力上的表現有所提升，同時，往更適切的生活或學習品質前進。

Q5 交由不同醫師來診斷，可能得到不同的結果，我該相信哪一個？

A：我想，與其說相信哪一個，或許可以試著將焦點擺在父母帶孩子就診時，如何與就診醫師針對診斷內容或結果進行溝通。也就是說，如何練習問問題，特別是在診間對孩子的自閉症診斷出現疑慮時。例如，當醫生告訴你孩子是自閉症，在你帶著孩子離開診間前，建議你在當下便可嘗試著請教醫生：「請問醫生，你是否能告訴我，孩子的哪些表現讓你判斷他是自閉症？」（試著深呼吸，以中庸、委婉的語氣來表達，雖然你此刻的心情波動不已。）

Q6 要怎麼跟自閉症的孩子相處？

A：請提醒自己，自閉症的症狀並非是孩子的全部與一切。在與他相處時，我想，先視他為一個獨立的個體，尊重他也是一個孩子，這樣的態度是很重要的。然而，畢竟自閉兒仍然受限於這些症狀的困擾，因此，在與孩子相處時，我們要先回到對他的了解程度，無論是能力、表現、行為、情緒或人際。試著考量他的特質與需求，同時量身訂做符合屬於自己孩子的互動模式。如果不是必要狀況，請勿誤踩自閉兒的情緒地雷，除非，你已經有心理準備打算改善他眼前的症狀。

Q7 自閉症的徵兆會因為父母的養育態度，程度有所減輕或加重嗎？

A：雖然自閉兒的成因是生理因素，但父母的教養態度與親職技巧、對自閉症疾病的了解充分與否，以及執行力是否落實，都一定會決定孩子日後的改善程度，包括症狀的嚴重性、持續時間、是否衍生其他行為及情緒等問題。當然，學校老師的班級經營與融合教學，以及專業團隊的療育介入，也會決定孩子的改變。

Q8 我的孩子有自閉症，我要怎麼評估不同的治療方法？

A：由於自閉症的異質性及療育方式多元複雜，甚至讓父母摸不清頭緒、混淆、困擾不已，其實，並沒有哪一種治療方法一定適合所有的自閉症孩子。治療方法的選擇與評估，主要還是先考量孩子眼前待改善的目標與內容是什麼來決定。提醒你，避免因為別人做而做，讓孩子與自己遊走與迷失於各醫院或療育機構之間，疲於奔命。請充分與你孩子的專業團隊討論，關於治療的內容及成效的評估與後續追蹤。但無論如何，你的參與及執行很重要。

Q9 該不該讓孩子吃藥？

A：自閉兒是否需要服藥，要看孩子的需求在哪裡。也就是說，透過藥物的介入，你期待改善或處理的問題是什麼？服藥的選項並非像開關，不是ON，就是OFF。但是否服藥，對於父母往往是一種兩難的決定。倒是可以先思考，在讓自閉兒服藥之前，我們是否曾經努力嘗試過其他方法，無論是調整親職管教的技巧，或班級經營的策略。當然，最後孩子是否需要服藥？服用哪些藥？作用及副作用有哪些？這部分，你可以與原就診醫師進行更謹慎的討論。

Q10 我的孩子已經十幾歲了，還有救嗎？

A：我想，無論孩子現在幾歲，只要你願意針對孩子的問題，以及需要協助的內容開始行動與改善，一切都會帶來改變的機會。請提醒自己，避免陷入二分的困境與泥沼，有救或沒救，這對於孩子的成長與自己的心理調適都容易有所妨礙。或許在早期療育的黃金時期，協助的介入，是比較容易讓人看到孩子的明顯改變，但親子教養這門課是沒有學分限制及修業期限的，還是得隨時修練、調整以及更新教養態度與方式。給自閉兒機會，請行動吧！

Q11 孩子在學校被霸凌了，怎麼辦？

A：校園對於部分自閉兒來說，有如一處非我所願的「羅馬競技場」。當你所不願意遇見的霸凌出現在孩子身上時，建議你，試著先同理孩子的感受，幫他說出心裡的話，給予讓他安心的情緒支持。免於恐懼是所有孩子的基本權利，這一點，對自閉兒來說也不例外。請思考，霸凌蘊含著什麼樣的訊息？什麼樣的意義？反霸凌，是一件刻不容緩的事。請試著和導師、輔導室以及資源班老師等共同澄清問題、追蹤目前校園內的介入狀況，以及是否能承諾、保證霸凌問題不再發生。

Q12 孩子不肯去上學，怎麼辦？

A：由於孩子的拒學（school refusal）或懼學（school phobia）成因很複雜，

首先，父母與老師需要先澄清與掌握孩子不肯上學的關鍵原因，同時思考是否已經改善這些原因。無論是拒學或懼學，某種程度都反應出孩子選擇逃避的方式來因應問題。想一想，如果真的要求他依規定到學校，那孩子到底會發生什麼事？情緒反應激烈？抱怨身體不舒服？消極反抗後妥協？被強制要求到校，之後反而顯得自在？這都會決定後續的介入內容與方向。

Q13 要怎麼改善自閉兒的學業成績？

A：由於每個自閉兒在學業成績表現，以及所面對的挫折與困難不盡相同，你需要澄清孩子的基本認知能力狀況，以及在聽、說、讀、寫、算上的程度。同時，也要考量孩子的學習困境是出現在注意力、記憶、理解、表達、推理、知覺或手眼協調等問題，還是因為自閉兒的社會互動、自我刺激行為或情緒反應，進而交互影響到他的學習表現。但提醒你，在思考如何改善自閉兒的學業成績之前，請想一想，這個部分是否是孩子現階段需要優先加強的目標。

Q14 孩子常常讓我覺得未來很艱難，怎麼辦？

A：面對自閉兒未來成長的不確定性，許多父母深感無奈、挫折與無力。或許在思索面對未來的艱難時，可以先思考，在一段比較明確的未來日子裡，例如10年後、國中畢業前或孩子滿18歲等，自己預期、希望或期待孩子可能達到的狀態為何。當然，這些狀態如果能夠愈具體愈好，同時也思考是否合理，符合自閉兒可能的表現。當這些目標明確了，接著你就可以倒回來想想，如果要達到這個目標，那麼，在這段時間裡，我們與孩子應該做什麼及如何做，並適時修正與調整。

Q15 我的孩子有自閉症，等我老了以後，孩子怎麼辦？

A：對於自己老後，家中自閉兒何去何從，由誰照顧，都讓現在許多父母心中無盡擔慮，如同在李連杰所主演的《海洋天堂》電影裡，一位癌末父親王心誠對於兒子大福未來安置的複雜糾結情緒。我想，對於未知的未來，現階段父母可以做的是，如何讓家中的自閉兒逐漸學習基本的生活能力、自我照顧，及在現今社會裡所需的基本應對。同時，適時留意與了解社福資源的內容、運用與變化。這些對自閉兒及父母都是挑戰，但值得一步一步往前邁近。

301個自閉兒教養祕訣

目錄

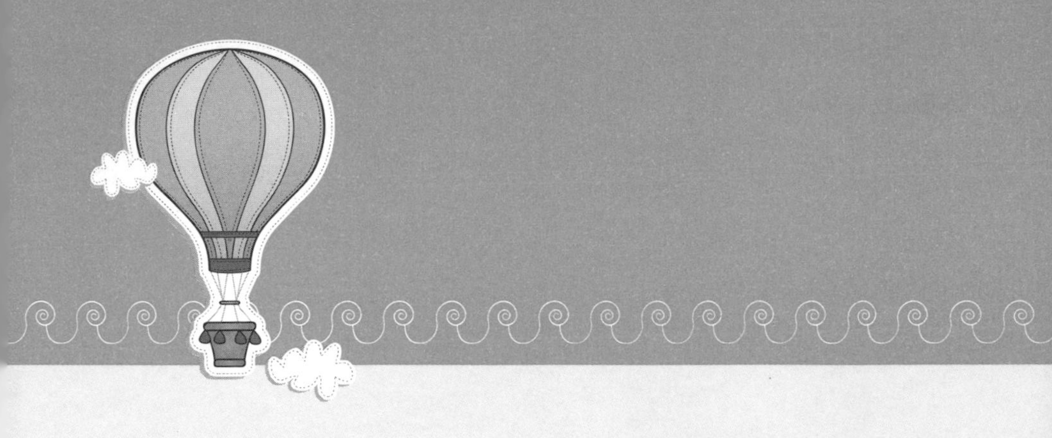

301個自閉兒教養祕訣

目錄

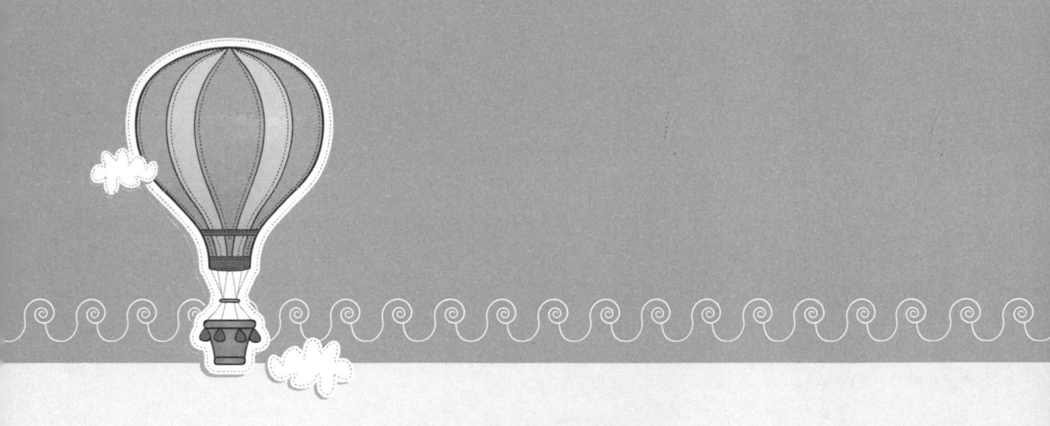

自閉兒教養的301個

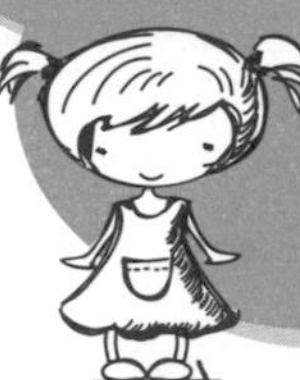

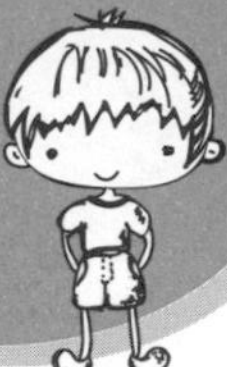

祕訣指南

【刻板、侷限與重複行為】

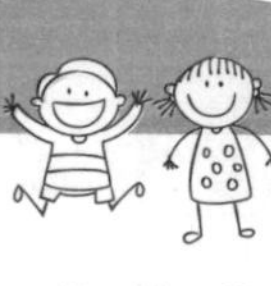

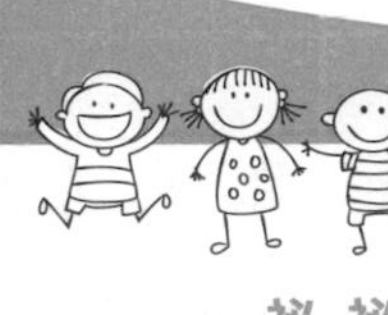

【情境調適】

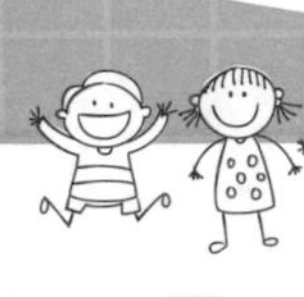

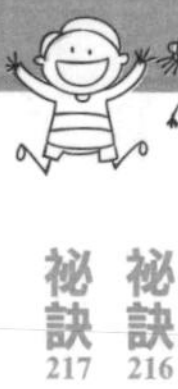

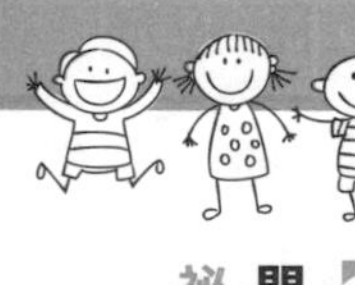

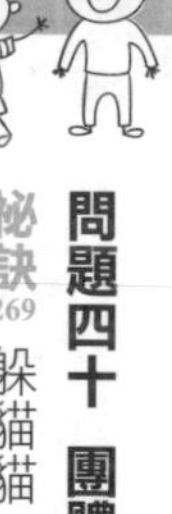

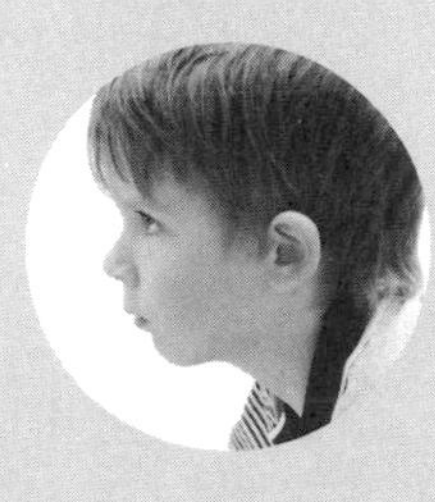

第一章

刻板、侷限與重複行為

自閉兒所出現的刻板、侷限與重複的自我刺激行為，往往如同無數枚拋向海上無垠天際的訊息彈一樣，在在提醒著我們，請試著敏感察覺「他們現在有了狀況」。說話，不是孩子擅長的事；說話，更不是自閉兒所熟練的。然而，有時這一枚一枚的訊息彈投射出來了，卻容易被身旁的你我當作是苦惱的開始，因為自閉兒的自我刺激行為，讓父母頭痛得不知如何是好，也總讓教室裡的老師感到煩惱。但就如同面對一道一道的謎題，解題前，請先試著靜下心，試著先把頻道調整到或許這是一種彼此理解的溝通模式。自我刺激如同一段舞蹈，慢慢地，你會懂得欣賞，並且知道如何因應與預防，並優雅與他共舞。

問題一
當孩子不停轉圈圈

「圓圓，拜託你，不要再轉圈圈，好不好？媽媽看了，頭都暈了。」一臉茫然、無助的媽媽，眼睜睜地看著圓圓不停地一下子逆時針轉圈圈，一下子順時針轉圈圈，口中並不時發出「咿咿咿……」「咿咿咿……」的怪聲。

媽媽相當苦惱地想著：「圓圓高興時轉圈。興奮時也轉圈。生氣時也轉圈。連傷心難過也轉圈。這究竟是怎麼一回事？到底他要轉到什麼時候才會停下來？」

媽媽試著放大音量想喝止圓圓不准讓他轉圈圈。但這時，卻發現圓圓轉而抬起頭，眼睛斜視盯著天花板上的美術燈看著。時而用手在眼前來回晃動、對空比劃。如此的舉動，看在媽媽的眼中更是心中一把火。雖然，這把火對於媽媽來說，其實是因為疑惑、不知所措才惱怒燃燒著。

「到底有什麼好轉的？為什麼我只要轉個三圈就招架不住，但圓圓這孩子竟然可以如此停不下來？」「我怎麼一直覺得圓圓是故意這麼做？說不定是以前都沒有兇過、罵過、處罰過，才如此變本加厲。但是，他又有什麼好故意的？」

「究竟這樣子轉圈圈，是要傳達什麼訊息讓我知道？難道這就是常聽人家說的，自閉症孩子的刻板、侷限與重複的自我刺激？」媽媽疑惑著。

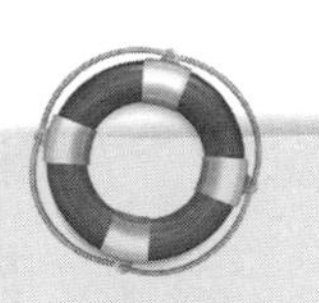
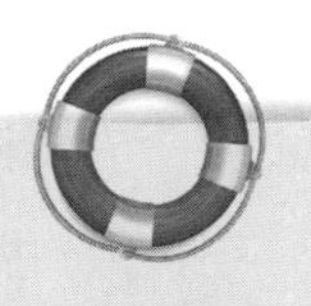

因應刻板、侷限與重複行為的祕訣指南

祕訣001 拋開無知的誤解
祕訣002 自我刺激＝有話要說
祕訣003 自我刺激與改善指標
祕訣004 認清自我刺激的捉摸不定
祕訣005 分辨自我刺激的類型
祕訣006 瞭解孩子的理解程度
祕訣007 隨時有事做
祕訣008 單純的刺激源

祕訣001

拋開無知的誤解

在圓圓的例子中，你所看見的是許多禁錮在自閉症心靈牢籠中的孩子，很容易出現的自我刺激行為。

自我刺激行為，一般人很容易誤解，有時甚至於常常歸咎是自閉兒故意這麼做。因為大人不知道已經跟孩子說了多少遍，但怎麼說也說不聽。這時，反覆的自我刺激行為，常常惹得人情緒浮躁，不知所以，甚至於被惹怒，而對孩子施以處罰。

但當你選擇這麼做，自閉兒的自我刺激行為或許短暫被你壓制下來，但不消多久，春風吹又生，**孩子的情緒再次波動，瞬時又轉換成另一種自我刺激行為**。例如當你不准轉圈圈，那麼他就轉而斜眼對著燈，或晃動的手掌猛看。這時，你可以試著輕握他的手或輕拍他的肩，安穩孩子的情緒。

祕訣002

自我刺激＝有話要說

自我刺激行為到底想要告訴我們什麼事？有時，自我刺激滿足了自閉兒本身的生理或感官需求。有時，或許傳達著他在內在語言表達上的限制。有時，反應著當下的焦慮、不安或興奮情緒。或將注意力過度聚焦在特定刺激上，或藉由這個重複性、刻板的、沒有功能的自我刺激行為來引起你的注意等。

無論如何，自我刺激也可以說是自閉兒與我們的一種溝通模式。至於溝通什麼，則要視我們對他的了解程度而定。你可以試著猜猜原因，以進一步尋求解套的方式。

祕訣003

自我刺激與改善指標

實務上，自我刺激的出現與否，往往是判斷一名自閉症孩子在經歷過一段療育之後的進步指標，及穩定的情況。

依照過往經驗，通常自閉兒的自我刺激頻率減少了，強度減弱了，或惱人的類型消失了，這往往也呈現出他的進步。

至於這進步是什麼？有時，是孩子能力提升了，會的事情變多了，知道當下該做什麼事；有時，反映的是孩子能夠懂得、理解周遭他人所要傳遞的話；有時，或許是對感官刺激已經減敏感，或孩子對於情境轉變的適應能力變強了。當然多少也可能告訴著我，他當下的情緒正轉趨於穩定狀態。請提醒自己，隨時追蹤及掌握孩子自我刺激的狀況。

祕訣 004

認清自我刺激的捉摸不定

自我刺激到底是什麼模樣？說真的，每一位自閉兒的表現似乎不太一樣，但又有些共同點。有時，你可能發現，在同一個孩子身上，他的自我刺激行為會隨著不同的時間，而出現不同的變化。當然，在同一個時間裡，眼前這個孩子也可能同時出現不同類型的自我刺激組合。但你可能會感到納悶，因為自我刺激像一陣風，例如孩子的轉圈圈一段時間沒有出現，但沒多久，它又無預警地出現在你面前，轉個不停。這多少也在告訴我們，**別忘了適時修正與調整行為的因應策略。**

祕訣 005

分辨自我刺激的類型

自我刺激通常可以依孩子所專注的的感官刺激，區分為視覺型、聽覺型、味覺型、嗅覺型、觸覺型、前庭的自我刺激等。有時，甚至於出現自我傷害的行為模式。

視覺型自我刺激：例如孩子反覆開關電燈，並注視著光線明暗變化、喜歡觀看旋轉或閃爍的燈光、斜眼注視或傾向以特定角度觀看東西、注意陰影或光線折射、專注於眼前晃動的手指，或搖晃玻璃瓶裡的水波紋，或專注於馬桶的沖水漩渦、電子時鐘的數字跳動等變化。

聽覺型自我刺激：例如用手輕輕撥弄耳朵並專注在撥弄聲、書本翻閱的聲音、喜歡物品摩擦聲、敲打物品發出聲音、喜歡聽玻璃破碎的聲音、喜歡重物從高處往下摔所發出的撞擊聲、喜歡用手撥弄玩具箱裡的玩具並仔細聽物體碰撞的聲音等。

味覺型自我刺激：有時你會發現，孩子常常容易喜歡將手上的東西或玩具直接放進嘴巴咬、舔或咀嚼，無論這些東西或物品到底是否可以放入嘴巴。

嗅覺型自我刺激：例如喜歡趨近對方並嗅聞頭髮、身體或衣服味道、嗅聞自己的腳趾頭、容易被特定味道吸引，或嗅聞塑膠地墊、香水、沐浴乳、洗髮精等，有時孩子也容易以手摳弄屁股再拿至鼻前嗅聞，或者將口水塗抹在手上嗅聞等。

觸覺型自我刺激：例如喜歡用手碰觸或摩擦物體表面、地板或桌面，喜歡用自己的臉或手去碰觸對方，或摩擦對方皮膚、反覆抓癢、玩口水、將口水塗抹在桌上、碰觸生殖器等。

前庭的自我刺激：例如前後左右搖晃身體、轉圈圈、用力擺動手臂、上下跳躍等動作。

自我傷害的行為模式：例如咬手臂、以手撞頭、拍打臉頰、以拳頭撞鼻梁、以頭撞牆壁、摳弄傷口等。

當你確實瞭解孩子的自我刺激類型，多少也能同步鎖定他們的感官需求在何處。

祕訣006

瞭解孩子的理解程度

有時你可發現，當自閉兒身陷在人群的對話中，卻一副鴨子聽雷、不太能夠理解對方所說的話時，在困惑、不解、焦慮的心情之下，自我刺激行為往往也很容易伴隨出現。**提醒自己，開口前，請先確認你說的話他可以懂。**

祕訣007

隨時有事做

因不懂而沒事做，這種情況最容易發生在普通班的教室裡。當自閉兒不太能夠瞭解當下老師所上課的內容，或不知道別人在做什麼的時候，如果老師沒有適時趨近、身旁也無陪讀者的引導，或鄰座小朋友也沒有與他互動的話，孩子因為不懂而沒事做，他的自我刺激就很容易發生。

再次提醒你，當自閉兒沒事可做或無所事事，大人就等著做更多的事，特別是令您頭痛的事。

秘訣008

單純的刺激源

由於自閉兒在感官接收與處理能力上的特殊性，有時在同一時間上，很難有效處理源源不斷輸入的感官刺激，無論是視覺、聽覺、觸覺、嗅覺或味覺。**當周遭環境刺激過度，讓自閉兒對於訊息處理無法負荷時，自我刺激就很容易出現。請盡可能維持環境單純，自我刺激的頻率就會降低。**

秘訣009

小心！前方有地雷

每個自閉兒總是有他特別敏感的刺激源，無論是引擎發動聲、冷氣機馬達壓縮機、電腦開機啟動聲，或老師尖銳、高亢的美聲等。你或許也發現有些孩子對於鮮紅色很排斥，有的可能遇見黃色系就大叫，有些則是對於紫色不敢領教。**建議你，平時可多留意孩子對於不同刺激的反應，以免誤踩地雷而徒增困擾。**

秘訣010

衡量學習食量與胃口

當我們對於自閉兒所能消化或吸收的學習量或內容沒有初步的瞭解與認識，而一窩蜂地將太新、太多、太難、太複雜的學習內容拋給孩子，對他的表現有所要求時，自閉兒很容易因為這些壓力而伴隨焦慮，進而衍生出一連串的自我刺激反應。**提醒自己，在教孩子之前，請先瞭解他的學習食量與胃口，以免破壞了食慾。**

祕訣 011

寫下需求列表

這一點與自閉兒的口語表達很有關聯。有時，他想要什麼東西，你沒有在第一時間回應給他；或當他想要喝冰水，但是你卻給他一杯溫水。在需求沒有獲得適度的滿足，情急之下，再加上無法適時溝通，這時，有些自閉兒就很容易轉由以自我刺激來呈現他的抗議情緒。**建議你，平時可想想孩子常見的需求有哪些，並條列寫下來，以做為自我提醒。**

祕訣 012

嫌惡雞丁：漸進測試孩子的反應

有時，自閉兒在面對被要求時，如果該事物對他來說，是他沒有興趣或無意願配合的，甚至是他討厭或嫌惡的，那麼，**自閉兒也很容易以自我刺激的方式來逃避你的要求。**面對自我刺激行為的出現，你單單忙著如何處理這行為就很容易耗掉許多的時間與心力。這時，孩子至少當下就可以先逃避他所不想做的要求。對於孩子討厭或嫌惡的事情，在給他的過程中，建議先一小塊、一小塊，像切雞丁一樣，試試他的反應。

祕訣013

維持平穩好心情

有時，過於強烈的激動情緒，往往很容易誘發出自閉兒惱人的自我刺激行為，特別是在生氣、發怒、焦慮或過度興奮的情緒下。有時，你會發現，**當孩子情緒處於穩定時，自我刺激行為的出現頻率也相對降低。**

問題二
當孩子不停拍打耳朵

捷運月臺上，到站、出站的人潮，來來往往像一波波的潮水，猛力地朝偉強和媽媽拍打上來。不斷地推、擠、碰、撞，讓觸覺敏感的偉強擠在人群中，不時地用雙手，以手掌朝耳朵來回使勁地拍打，讓耳際因震動而發出嗡嗡嗡、嗡嗡嗡的聲音。

媽媽可以感受到偉強臉部表情所呈現出來的痛苦模樣，同時，偉強口中不時發出的「咿喔咿喔咿喔」「咿喔咿喔咿喔」的聲音，以及用力地左右搖晃著頭，也似乎在告訴媽媽：他當下的不舒服。不，應該說，是非常的不舒服。

但處在月臺上，遲遲無法順利擠上捷運，讓媽媽更顯得尷尬、焦慮。這時，莫可奈何地，只能猛點著頭，向月臺上一雙雙狐疑注視著偉強的眼神猛賠著不是。

媽媽心中感到十分懊惱與自責：「真是為難孩子了！真不應該在這個時候在忠孝復興站跟人家擠來擠去。早知道療育結束後，先帶偉強散散步、吃個晚餐，等下班人潮稍微疏散後，晚一點再搭捷運回家，或乾脆走到國父紀念館站，就不會遇見這恐怖的人擠人狀況。」

「偉強到底怎麼了？」

睡前，媽媽疑惑地問著在一旁用手指頭不時上下滑動iPhone 5S螢幕的爸爸。「奇怪，偉強已經有很長一段時間沒有拍打耳朵，為什麼這陣子似乎愈演愈烈？頻率增加好多。甚至於用力地左右搖晃著頭，還一直發出咿喔咿喔咿喔的怪聲，他到底是怎麼了？」只見偉強爸聳聳肩，輕輕搖著頭，手一攤無奈地表示：「孩子不是都你在照顧嗎？你應該比我更瞭解才是，怎麼會突然問起我呢？」

聽先生這麼一說，難過的程度，不亞於眼睜睜地望著偉強不停拍打耳朵這件事。偉強媽心中著實感到委屈，但她自己也很清楚，在陪伴的這條路途上，母子兩人仍然是孤獨的依偎著。

偉強媽不禁翻過沉重的身子，把頭埋在棉被裡，不發一語，獨自傷心地流下眼淚。

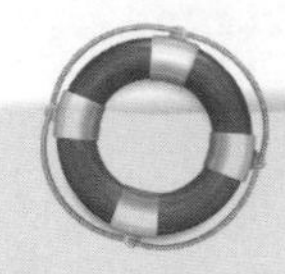

因應刻板、侷限與重複行為的祕訣指南

祕訣 014

存在之必要？

孩子的自我刺激是否真的都不能允許它的存在？這個問題並非可以或不可以的二分法。對於有些自閉兒，自我刺激行為有它存在的必要性，無論是透過自我刺激來讓自己感到情緒上的舒適，或得到生理上或感官上的滿足。

如果，這些行為本身對於自己，對於周遭他人沒有明顯的影響，在某種程度上，就可以允許或接受這些行為的存在。反之，如果現實生活中，這類行為已經明顯對彼此產生負面的干擾，這時就該思考如何適時地予以介入協助，讓自我刺激適可而止。

由於自我刺激行為出現的成因不盡相同，在因應上，你可以試著依孩子的情況優先選擇，或排列組合交替運用，找出最適合自己孩子的方式。

祕訣 015

讓孩子有事做，做會做的事

要讓自我刺激趨於緩和或暫時消失，通常最直接的方式，就是適時提供符合孩子能力範圍的活動或內容。讓孩子在當下有事做，做會做的事。這時，他的注意力就容易專注在你所給予的內容或事物上。

因此，**瞭解孩子已經具備哪些能力是相當關鍵的一件事。在我們決定拿出學習**

內容給孩子之前，請事先考量他的基本能力，以孩子的程度加減10%左右的困難度，量身訂做屬於他的認知課程或活動。這時，孩子的注意力就更能夠聚焦在眼前的事物上。

祕訣 016

注意力的轉移

在與自閉兒的相處過程中，提醒你，平時可多留意孩子感興趣的玩具、教材或物品是什麼。這一點很重要，特別是當你發現孩子的自我刺激行為已經明顯干擾到他自己或別人。**適時將他所感興趣的刺激呈現在眼前，多少也能緩和自我刺激行為的出現頻率。**

例如當你發現孩子不斷地在轉圈圈，這時如果把他平時感興趣的自強號迴力小火車拿出來，或許能夠適時轉移他的注意力。所以，平時做好觀察的功課很重要。請想想，能夠吸引孩子注意力的東西是哪些？該有的記錄無論是記在你的隨身筆記本或腦海裡皆可，重點是你能夠適時提取出來，並加以運用。

祕訣 017

提供另一種刺激替代

自我刺激行為並非都不能允許。但有時，你會發現孩子的自我刺激內容讓你感到心驚膽跳，例如孩子就是特別喜歡去嗅聞刺激性的味道，無論是清潔劑、亮光劑、去污劑、酒精或塑膠地墊等物品，而過度嗅聞此類物品卻對健康有所傷害。

這時，建議你可以改讓他去嗅聞被允許或適合的味道，例如以嗅聞水果來替代上述物品，無論是草莓、香蕉、蘋果、水蜜桃、葡萄等，逐一讓他嗅聞，並問他哪一個味道比較香，自己比較喜歡。你也可以讓孩子練習嗅聞各種花香味，例如茉莉、桂花、夜來香、牡丹、菊花、蘭花等味道，並加以辨別。

這麼做的好處在於，除了可以不再讓孩子嗅聞容易傷害身體的味道外，也可藉由替代的方式，讓孩子同時學習到日常生活中的認知概念，或可運用的常識。

祕訣
018

引導至適當的情境

面對自閉兒的自我刺激，有時，我們的反應要很快，特別要考慮當下是否有適合的情境可以讓他融入或轉移。例如當你發現孩子在家前後左右搖晃身體，這時，如果情境允許，你可以改成帶著他跳舞，牽著他的手，繞著圈旋轉。無論你是要跳華爾滋、探戈或是倫巴，不一定要屬於哪一種舞步，只要是改成你和他彼此的身體搖擺，舞動節奏都可以，這也是親密關係的一種建立。

祕訣 019

明暗切換

這個方式的運用通常適合在室內，例如當孩子不斷發出自我刺激的怪聲時，你可以選擇立即將燈光關掉。讓明顯的燈光變化，例如由亮轉暗，來轉移孩子原先的自我刺激行為。

當室內燈光突然變暗時，通常在第一時間，你就會發現孩子的自我刺激被抑制下來，這種情形如同廣播訊號被蓋台一樣，你可以在這段時間，思考接下來該如何與孩子互動。

祕訣 020

調整刺激量

自我刺激很難因為你我要求或喝止的一句話，就消失於無形之中。雖然有時可能暫時被你壓抑下來，但不消多久，很容易又以其他的方式呈現。

你可以試著這樣做，例如選擇先從空間嘈雜、人潮擁擠的捷運站抽離。**當這些聽覺、視覺或觸覺等超載的感官刺激獲得適度緩和或消除時，媽媽可以試著在第一時間觀察孩子的自我刺激行為是否也暫時停止。**例如使勁拍打耳朵震動發出嗡嗡嗡、嗡嗡嗡的聲音，或出現「咿喔咿喔咿喔」「咿喔咿喔咿喔」等自我刺激，或用力左右搖晃著頭的行為等等，是否都緩和下來了。

祕訣 021

安撫情緒

自閉兒也像一般孩子一樣需要你的撫慰，無論是你的肢體輕觸、安撫或擁抱。

或許孩子的觸覺敏感些，但我們還是可以嘗試瞭解孩子的觸覺屬性，並思考如何去輕觸他，他才會比較舒服、自在。當孩子的情緒趨於緩和，你會發現他的自我刺激行為也隨之減少。

祕訣 022

說出孩子心中的感受

面對孩子的自我刺激，你可能感到一頭霧水，但仍然可以試著幫孩子說說他心裡的感受，縱使猜測也好。**當你說對了，說接近了，反映了孩子的感受，他的自我刺激是可以趨於緩和的。**以他聽得懂的方式，試著說說看。例如：「偉強，我想捷運站這麼多人擠在一起，一定讓你感到相當不自在。這種難熬的滋味，媽媽可以感受到，你一定是相當痛苦，才這麼使勁地拍打耳朵抗議。」

祕訣 023

模仿孩子的動作

當孩子不時將雙手放在眼前搖晃、注視，如果你當下也學起他的招牌動作，依樣畫葫蘆，現場模仿他的動作，這時，有些孩子會被你突然的舉動所吸引，而暫停當下自我刺激的動作。**這段暫停時間很重要，你可以趁這段空檔趕快做些彌補**。例如在那個當下讓他做一些他會做，或是喜歡做的事，讓他的注意力重新進行一次轉換與位移。

祕訣 024

先發制人，主動要求

你會發現，自閉兒自己轉圈可以，但有時如果換成你要求他做，孩子不見得願意配合。同樣地，他可以順時鐘轉，但當你要求他改為逆時鐘轉，他卻可能會拒絕你，不管你怎樣說，不轉就是不轉。因此，**如果當你決定要求孩子負他該負的責任、做他能力範圍允許的事（例如抄寫注音符號），但卻也預期到他會選擇逃避，並出現自我刺激的行為時，你可以選擇先啟動要求，讓他先出現自我刺激。**

問題三
當孩子觸覺過度敏感

「你也幫幫忙！媽媽只是拿條毛巾，沾點溫水幫你擦擦汗，你也不要叫成這樣，還用手揮我，不擦就不擦嘛！」媽媽氣呼呼地抱怨，並感到熱臉貼在冷屁股的不悅感。「阿敏，你也太誇張，不然你自己來擦。放學回來，臉這麼髒，你不喜歡媽媽幫你擦，不然你就自己來嘛！」

「不然你也說啊！是太溫？太涼？或太熱？是要什麼樣的溫度你才剛剛好，你要嘛開口說話啊！幹嘛一直叫、一直叫，鄰居還以為我在虐待你、體罰你似的。」媽媽對於阿敏剛剛的反應仍顯得不以為然。

不耐的媽媽似乎忘了一件事，雖然阿敏現在已經小學三年級，但是直到現在，他的自發性口語仍然是停留在簡單的字詞仿說，連「輕一點」、「好燙」、「我不舒服」這幾個詞彙都很少出現。如果當下真的要讓阿敏開口表達自己的意見，真的是有些緣木求魚，至少現階段是如此。

「阿敏，你在做什麼？幹嘛打自己的頭，你不知道打頭會受傷，還一直打、一直打，你是不會痛是不是，我看了頭都痛了。不要打頭，不要打頭，有沒有聽到。」

媽媽感到非常困惑。「為什麼我只是用毛巾幫阿敏擦臉，他就痛得哇哇叫？但是看他用拳頭對著自己的額頭猛敲猛打，似乎又沒什麼疼痛的感覺。這到底是怎麼一回事？」

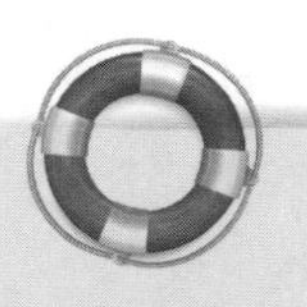

因應刻板、侷限與重複行為的祕訣指南

祕訣 025

體會他的情非得已

自閉兒的感官是相當敏感的，無論是視覺、聽覺、觸覺、嗅覺或味覺。這一點，不只阿敏媽沒有仔細想到，對於大多數的人來說，也很難去理解、想像或感受，自閉兒與一般孩子到底有何天壤之別。

當五感刺激迎面而來，我們必須要瞭解，這些感官訊息接收與處理上的異常、困難與障礙，並非自閉兒所願，也非他們本身所能控制，但是他們卻時常因此激出強烈的情緒火花，這一點，我想你我應該不會陌生。**請試著感受孩子的無奈。**

祕訣 026

難以承受的刺激

你是否也常常如同阿敏的媽媽一樣納悶：「擦個臉，有這麼嚴重嗎？」但是我們必須理解自閉兒對於感官刺激的反應，相較於一般孩子，可能是乘以五倍、十倍、五十倍、一百倍或五百倍。

對於多數對感官刺激會過度敏感，或常常呈現超載的自閉兒來說，我們真的很難想像當媽媽把一條溫熱的毛巾往阿敏的臉上肌膚輕輕碰觸，平常人可能覺得十分舒適的感覺，對阿敏來說，存在著多少難以承受之重、痛與不適。

祕訣027

苦於無法用言語表達

你可以想像，如果當這些孩子正苦於情感表達上的限制與困難，這時如果你又急著要他開口說、開口表達，他的情緒將如何波濤洶湧，行為上將如何驚濤駭浪，接下來，會透過什麼樣的方式來呈現，多少就令人捏把冷汗。

當然，你也可能遇見孩子在不同的感官刺激上出現低度敏感而毫無反應的狀況。就像你發現用毛巾輕碰阿敏的臉會讓他哇哇叫，但是當他自顧自地打起頭來，卻顯得自在，這時可能又會讓你感到一頭霧水。

祕訣028

啟動同理程式

同理容易說，不容易做，但卻一定要練習感受。你可以試著換個角度與身分去體驗一下自閉兒的立場，對於這些感官刺激的有苦難言，就像你穿上一件非常不合身、布料材質非常粗糙的汗衫或衛生衣，你感到渾身不對勁，但又很難向旁邊的人解釋。同理，也可以想像當你的腳原本是穿41號鞋，現在卻改穿37號半走路，究竟會是什麼感覺。

關於同理這一點，在這本書中，我會不時地強調、再強調。**如果我們願意啟動同理的程式，在作業系統上，就有機會讓我們能夠更加瞭解眼前自閉兒的想法、情緒**

與感受。無論你對於自閉兒的反應有多少疑惑，現在請你開始試著腦力激盪同理的思考練習。

祕訣 029

同理的思考練習

為什麼當你的肢體輕輕碰觸自閉兒，他卻可能馬上激動地閃躲、逃開，甚至於瞬時對你揮拳、拉扯頭髮，讓你的反應措手不及？

試著體會為什麼自閉兒對於不停轉動的迴轉壽司、旋轉的高腳椅、波動的杯水、閃爍的小綠人、跳動的電子鐘會感到異常興奮或特別注意，而樂在其中。

試著感受當周遭出現小朋友的嘻鬧聲，或路過建築工地的敲敲打打施工聲，或房間裡冷氣空調的轉動聲，或佇立在街角時的緊急煞車聲，或突然爆破的氣球聲，對於聽覺敏感的自閉兒，他們在一陣突然的尖叫後，雙手因聽覺不適而緊摀住或猛拍打耳朵的動作，傳遞了多大的痛楚？

試著化身為自閉兒去感受，為什麼他特別喜歡或身不由己地去嗅聞一些說不上好聞的味道，無論是腐壞的水果味、剛熄火的機車排氣管味、浴室廁所中充斥的各式消毒水、清潔劑或醋的味道？

試著從自閉兒的立場去思考，為什麼他對於手中的物品，總是喜歡或不由自主地拿起來放在口中咬或咀嚼，當然你也會發現他對於某些味道非常的敏感與排斥。無論是特定的蔬菜，例如青椒、茄子、九層塔；或草莓、西瓜、柳丁、哈密瓜等水果。

祕訣030

細膩的反映

你可以試著這樣做：「阿敏，媽媽用溫水毛巾幫你擦擦臉，我知道你可能會有些不舒服，不然你先用手摸摸看，看看這樣的溫度你喜不喜歡。」

這時，你可以將沾著溫水的毛巾輕輕地遞給阿敏，或將毛巾拿在自己的手上，等待阿敏自己用手來碰觸，這時再仔細觀察阿敏的反應，無論是他的一抹微笑、回眸的眼神、突然縮回的手指頭，或發出細微的聲音，這些都是值得我們留意的訊息，同時，可以幫助我們決定下一步可以怎麼做。

「阿敏，媽媽知道你打頭一定有什麼事情想要告訴我，只是你不知道該如何跟我講，媽媽試著猜猜看。」

請將你的聲音加入點溫柔的語調，當孩子不能夠順利說，不如就讓我們試著去同理反映孩子的感受，如此會讓彼此的圓，溫暖地交集在一起。

問題四
當孩子玩弄與嗅聞口水

「媽媽，哥哥好噁心喲，他把口水吐在桌子上，用手在抹，好髒、好髒，那張桌子我不要再用啦！」小一的妹妹對於志賢玩弄口水的行為，簡直無法接受，而且她的抗議已經不是第一次，只是志賢的行為似乎沒有停下來的跡象。

當妹妹突然出現驚訝的表情，或咆哮抗議時，志賢反而用眼角餘光看著妹妹，並露出淺淺的偷笑。同時，手上繼續朝桌面塗抹著剛剛吐出的口水，來來回回，如同在塗鴉。

這讓媽媽感到相當生氣與懊惱。「志賢，你在幹嘛！去洗手，有沒有聽到！」媽媽邊從廚房拿著抹布及小臉盆走了過來，將書桌上的口水擦拭乾淨，邊嚷著：「都五年級了，怎麼還是這樣，到底是哪裡學來的？真是讓人傷透腦筋，講也講不聽。」

在特教班的一角，寶哥自顧自地玩弄著手中的口水，並不時嗅聞著，特別是當老師強烈要求他將桌面及抽屜的物品整理乾淨時，他仍然無動於衷，但是從他的臉部表情可以觀察到他的不安與焦慮。

寶哥自言自語著：「不能吐口水！老師罵罵！不能吐口水！老師罵罵！阿寶不乖喔！老師罵罵！」雖然他口中如此喃喃自語，但是老師卻發現他一邊提醒自己「不能吐口水」，一邊繼續吐口水在手心上，隨後再將手掌朝自己的鼻子嗅聞。這個過程，有如黑膠唱片跳針一樣，反反覆覆來回著。

許多時候，自閉兒的脫序行為常令你我瞠目結舌，例如上述志賢與寶哥玩弄口水、嗅聞口水這件事。面對自閉兒的這種行為，你在驚訝之餘，在情緒開始滾熱發燙之前，建議你試著先冷靜判斷，他到底想要告訴你什麼訊息。

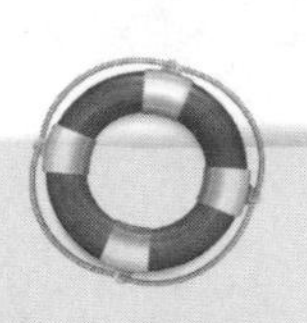

因應刻板、侷限與重複行為的祕訣指南

祕訣031　他是否在注意你

祕訣032　捕捉你的視線

祕訣033　比孩子早一步

祕訣034　瞬時離開現場

祕訣035 非省油的燈
祕訣036 延長反應時間
祕訣037 感官的替代滿足

祕訣031 他是否在注意你

你可以仔細留意，當孩子在玩弄口水、塗抹口水，或者嗅聞手上的口水時，他的眼神是否在偷瞄你，或者他完全無視你的存在，所有的心思都聚焦在眼前或鼻前的口水上。

這項觀察主要是幫助我們澄清，孩子吐口水這件事，是傾向於引起你注意的故意行為，還是受制於滿足他的觸覺或嗅覺刺激。

祕訣032 捕捉你的視線

如果孩子是想要捕捉你對他的注意力，通常在吐出口水那一瞬間或之前，眼神往往會先移到你的身上，留意你是否在注意他，再決定口水吐出的時間點。有時，當孩子發現你在注視他，或看到你露出驚訝的表情、制止的反應，他甚至會出現勝利的微笑。**這時請記得：淡定，淡定，維持你原來堅定的表情模樣。**

祕訣 033

比孩子早一步

在這種情況下，你的反應就顯得相當具有關鍵性。**看與不看，要不要回應，往往是一念之間的抉擇，也決定了是否強化孩子的這項行為。**因此，你的餘光可能要強過孩子，也就是說，當他還沒有去注視你之前，或許你在第一時間就必須先能夠猜測他是否想尋求你的注意。這一點觀察困難嗎？或許這就取決於你對孩子的瞭解程度到哪裡。

祕訣 034

瞬時離開現場

抓住孩子吐出口水前的時間差相當重要，這就如同在排球網子前，你的隊友做球準備讓你殺球一樣，時間點要抓得非常精準。**如果孩子吐口水是為了博得你的注意，請試著在第一時間離開現場，**背向孩子，去做能夠讓你專注的事，至少這件事能夠讓你維持專注、堅持不對他反應。

秘訣035

非省油的燈

當然，在這場吸引注意的賽事中，孩子也不是省油的燈。當他望見你沒有回應時，往往會持續加碼製造狀況，以挑戰你的抗壓性與耐受性。這一招，不外乎是要讓你對他有所反應。**所以，你是否能夠沉得住氣，這就關係到是削弱或者強化他的吐口水行為。**

秘訣036

延長反應時間

當孩子繼續吐口水或是玩弄口水，你的反應時間的選擇很重要，這一定會再一次挑戰你的忍受力，這也是孩子很有勝算的一招（請別輕忽自閉兒的這一點功力，要引起你的注意，他們不見得會輸給一般孩子喲）。

在你能夠忍受的最大極限內，將反應的時間先拖長一點，請不要立即回應（說真的，當口水都吐出來，或已經在玩口水了，要求他馬上洗手，或晚十分鐘、半小時再去洗手，其實從衛生來說都是差不多）。

秘訣037

感官的替代滿足

當你發現孩子在玩弄、塗抹或嗅聞口水時，如果完全無視於旁人的存在，而將所有的注意力聚焦在這項刻板、侷限、重複的行為上，這時，傾向於考量這是否是孩子對自我刺激的滿足。在這種情況下，建議你在因應上，可區分為當下的緊急處理及平時的刺激替代。

如果你發現孩子將口水吐在桌子上，再用手來回塗抹或放在鼻子嗅聞，並且樂在其中時（雖然當下你可能已經火冒三丈，或驚慌失措），第一優先的處理方式，是引導或要求孩子去洗手。

請記得，這時只要強調或堅持他去洗手。並不需要特別告知或暗示「吐口水不衛生去洗手」、「玩口水，噁心，髒死了，去洗手」等，這些負向提醒會讓孩子對於吐口水、玩口水這件事的印象更被強化。

如果你發現孩子的自我刺激主要是傾向於觸覺，在洗手時，便可同時讓孩子用洗手乳或香皂塗抹在手中，來回搓揉，讓他的觸覺滿足出現在可以被接受的行為上。

當孩子的自我刺激是嗅聞口水，這時你也可以讓他在洗手的過程中，改為嗅聞洗手乳或香皂的味道。雖然對自閉兒來說，口水的味道與洗手乳或香皂可能完全是兩回事。或許他還是對口水的味道情有獨鍾，但是藉由轉換方式，漸漸以可被接受的洗手乳或香皂味道來取代，以中斷他繼續嗅聞口水的舉動。

問題五
當孩子對特定食物出現固執性

「你不要像你爸爸一樣，每次吃飯都只配汽水不喝湯，這樣汽水都喝飽了，哪能再吃得下飯！」媽媽氣呼呼地望著餐桌上的父女倆，與那一瓶快被喝完的蘋果西打。

「媽媽，弟弟又不吃綠色的青菜。」剛喝完蘋果西打的春樹，瞪大眼睛望著弟弟夏樹，一邊將碗裡的青菜一片、一片夾起來，隨手往地上一扔，一口也不吃。

其實，孩子對於某些食物的特別偏好，媽媽倒是沒有多大的意見。例如姊姊春樹早餐總是特別愛喝巧克力牛奶，對於其他如鮮奶、豆漿、米漿、果汁或紅茶等沒什麼喜好。

不過，姊姊的挑食終究只是暫時現象，媽媽還可以放心。但是面對夏樹「這不是肯德基」式的、對於特定食物的固執，媽媽則感到無法招架。

「無論是薄皮嫩雞或是咔啦脆雞，我要的就是肯德基。
無論是原味麥脆雞，無論是辣味麥脆雞，雞翅換雞腿，統統不是肯德基。
無論是摩斯漢堡和風炸雞，無論漢堡王炸雞腿，它們也還不是肯德基。
無論是台灣第一家鹹酥雞，加上九層塔仍然不等於肯德基。
無論是蘭陽香雞排，肯德基還是肯德基，當然ＫＬＧ確定不是肯德基。
無論是固執？是堅持？是執著？是偏執？反正就是一定要肯德基。
無論你問為什麼？我也很難仔細說道理，反正就是一定要肯德基。
無論是薄皮嫩雞或是咔啦脆雞，我要的就是肯德基。」

媽媽在網路上，曾看見這一段部落格文章，直呼簡直就是夏樹的寫照。媽媽很清楚，夏樹對於吃這件事就是很挑剔。「奇怪，夏樹怎麼老是愛吃草莓，但是對於西瓜、哈密瓜或木瓜，不碰就是不碰？」媽媽對著冰箱裡夏樹無動於衷的瓜類水果疑惑著。當然，夏樹轉不過來的事，還有很多。

媽媽知道四至六歲的孩子，對食物及飲食方式常常有自己的想法，對於食物的挑揀通常更有主見、更好惡分明。或許是受限於語言表達，夏樹通常把不吃的東西直接丟在一旁。不然，就是以他有限的詞彙反覆說著「草莓、草莓」「綠色不要、不要綠綠」。雖然字彙有限，但你多少可以猜出他的意思。

「對於特定食物明顯的偏好、厭惡，該如何做才能鬆動自閉兒對於食物的固執性呢？」夏樹媽苦苦思索著。

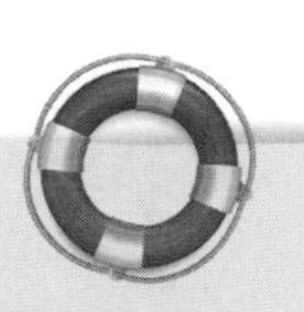

因應刻板、侷限與重複行為的祕訣指南

祕訣038　美味關係

祕訣039　動手的樂趣

祕訣040　愉悅的氣氛

祕訣041　聚焦在吃飯

祕訣042　有求沒必應

祕訣043　超完美時間

祕訣044　讚！不絕口

祕訣038

美味關係

如何做出色香味俱全的美味佳餚，讓孩子能夠啟動胃口，是父母可以嘗試的方向。無論是發揮你的炒、焗、煎、煲、熬、滷，或紅燒、清蒸、冰鎮的功力，讓孩子可以一次美味到胃，留下美好的飲食印象。

你也可以動手讓料理的食物變身，以各種不同的造型姿勢，在餐桌或餐盤上粉墨登場，好讓孩子食指大動、垂涎三尺。

有時孩子只要有一次不愉快的飲食經驗，就有可能對特定的食物產生排斥，成為拒絕往來戶。例如你曾煮了一碗干貝冬瓜濃湯想要好好提升孩子的免疫力，結果一開始味道調得太清淡無味，使得他在品嘗一口後，對於冬瓜這東西就再見不聯絡。

祕訣039

動手的樂趣

別忘了一件事，你幫孩子做愈多，孩子就愈少了體驗的樂趣。有時，連吃飯動碗筷這件細微的事，也容易讓孩子的飲食動機減弱。**放手，讓孩子自己來。或許他吃頓飯，飯菜掉滿地，但是自己動手夾菜終究就是一種樂趣。**

你也可以讓他加入幫忙協助料理的任務，例如一起動手包水餃，無論是包得圓滾滾的模樣，或是像三角御飯糰的形狀，或是有如一艘即將出航的帆船。在安全的範圍內，讓孩子一起欣賞這些水餃如何在開水中煮、滾、燙，像在水中跳舞一般。這樣，孩子對於水餃也會有些好感。

祕訣 040

愉悅的氣氛

「媽媽這麼辛苦地煮了這麼多菜，你怎麼連動都不動，把這些青菜吃光光！」話還沒說完，這時，你已經夾起一筷子的茄子放在孩子的碗裡，並疾言厲色地要求他吃下去。頓時，餐桌上瀰漫一股風雨欲來的肅殺氣氛，孩子對著青得發紫的茄子嚎啕大哭。請記得，**讓餐桌上的氣氛輕鬆些，愉悅的感覺總是容易讓人胃口大開**，對於孩子也是一樣。

祕訣 041

聚焦在吃飯

「別看我只是一隻羊，綠草因為我變得更香，天空因為我變得更藍，白雲因為我變得柔軟……」你的孩子是否一邊吃飯，一邊兩隻眼盯著電視螢幕唱著「喜羊羊、美羊羊、懶羊羊、沸羊羊、慢羊羊、軟綿綿、紅太郎、灰太郎」，而忘記當下該吃飯這件事？請注意，**當孩子的注意力被其他事物吸引過去之後，不知不覺中，吃飯這回事，就被擺到客廳的遺忘角落。**

祕訣042

有求沒必應

孩子想吃東西時，**請記得不要讓自己變成孩子有要求有保庇的對象**。當他開口要，你就給。「媽媽，肯德基，肯德基，媽媽。」沒錯，或許你覺得孩子已經表達出他的需求，但是，這並不表示孩子開口要什麼，你就有求必應給他什麼。

祕訣043

超完美時間

吃飯，真的需要挑對時間。你可能常常遇到幾種狀況：孩子玩累了，或者孩子剛起床，吃不下飯。這時，你可能困惑著到底要不要讓他先吃飯。有時吃飯時間點沒有抓對，很抱歉，在這讓人消化不良的情況下，此時孩子遇到什麼食物，就討厭什麼食物。

祕訣044

讚！不絕口

「哇！這盤清炒高麗菜真是太好吃了，甘甜甘甜，媽媽真想整盤吃光光。」「這紅蘿蔔真的是美得不像話，咬起來清脆清脆，實在是太羡慕兔寶寶了。」「嗯！好香好濃的鮮奶，真想咕嚕咕嚕一口把它喝光光。」**試著對你眼前的食物，讚不絕口。你的美言，一定也能夠讓孩子的口水直流。**

問題六
當孩子在穿著上出現固執

「中央氣象局預報：今、明（十七日、十八日）兩天受寒流影響，氣溫偏低，臺灣北部、東北部、東部及東南部地區有短暫雨，中南部山區有局部短暫雨，其他地區及澎湖、金門及馬祖雲量偏多。」「臺北市今晚至明晨溫度10~13度C，天氣狀況陰短暫雨，舒適度非常寒冷至寒冷，降雨機率60％。」

出門前，媽媽再次提醒只穿著單薄T-Shirt的揚揚。「外套穿著，氣象報告有說今天晚上會很冷，有寒流來喲，趕快把外套穿上，不要感冒了。快一點，動作快一點，我們馬上要出門了，今天晚上有李老師的語言課，動作快一點。」

但是揚揚仍然不為所動，並執意只想穿著印有海賊王魯夫圖案的單薄T-Shirt出門。不管媽媽怎麼說、如何勸，其他衣服他不穿就是不穿。

這時，母子兩個人僵在電梯門口。只見電梯內，一隻手按住Ｂ１不放，一隻手提著安親班袋子的哥哥開始顯得不耐。「你們到底好了沒？媽媽快一點啦！我安親班快要遲到了啦！不要管揚揚啦！他不穿，感冒是他的事，活該。」

拗不過揚揚的媽媽，在電梯裡哥哥的催促下，只好勉為其難地把外套帶著，並告訴揚揚：「聽好，外套我先帶著，待會下車後，在去診所找李老師前，你一定要把外套穿上。」雖然媽媽千叮嚀、萬交代，但是她自己也沒有把握，等一下揚揚是否會聽話把外套穿上。

媽媽曾試過幾次強烈要求揚揚出門時一定要把外套穿上，但每次一把外套的袖子套在他的手臂上，揚揚就開始歇斯底里地大叫。如果媽媽再次強人所難，強迫他穿著時，口語發展明顯落後於同齡孩子的揚揚，常常二話不說地就握起兩隻拳頭猛朝自己的頭部敲打。每每看到揚揚這副激動的模樣，媽媽只好放棄堅持，只能祈禱他不要因此著涼。

「揚揚到底是怎麼一回事？明明天氣這麼冷，但是他怎麼看起來就像是一副遠從東南亞來的樣子，怎麼都不怕冷。」雖然揚揚終年感冒、咳嗽、發燒、流鼻水、受風寒而掛病號的次數沒有像哥哥那麼多，但是單單為了出門穿不穿外套這件事，媽媽常常就被婆婆唸：「你怎麼大人自己穿這麼厚，給揚揚就穿這麼薄，你是在虐待他是不是？」媽媽只能有苦難言。

但令媽媽百思不解的是，「揚揚出門外套不穿，但奇怪的是，為什麼他老愛戴著手套四處走動？吃飯、寫功課、玩遊戲、睡覺，手套就是一定要戴上，這到底是怎麼一回事？」想到這裡，媽媽今晚大概又要失眠了。

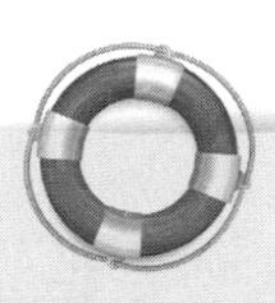

因應刻板、侷限與重複行為的祕訣指南

- 祕訣045 問題來敲門：穿？不穿？
- 祕訣046 時間的適當性
- 祕訣047 漸進式的消除
- 祕訣048 觸覺刺激的滿足與調整
- 祕訣049 材質的篩選
- 祕訣050 忠於自我的選擇

祕訣045

問題來敲門：穿？不穿？

有時你會遇見像眼前的揚揚，眾人都喊冷，但他就是不為所動，外套不穿就是不穿的情況。當然，你也可能瞧見揚揚的另一面，非戴上手套不可，無論是雨天或晴天，管它是室內或戶外，從日出到日落，他總是外套或手套不離手。

當你選擇妥協讓揚揚不穿外套，往好的地方想，他的情緒是穩定些，自我刺激少了些；但假如因此傷風感冒，卻又於心不忍，得不償失，看在父母的眼裡，終究是很痛苦的抉擇。

如果強烈要求揚揚穿上，此時可想而知，他瞬間伴隨的激烈負向情緒，無論是生氣、焦慮、煩躁、不安、激動，甚至於恐懼，外加反覆敲頭的自我傷害行為，可能也很難讓父母鐵了心繼續堅持。

怎麼辦？穿？不穿？脫？不脫？無論是外套、手套，有時連蓋不蓋、踢不踢棉被，都是父母與老師所面臨的兩難困境。**或許你可以逆向操作，拿回主控權。**在孩子還沒戴上手套之前，先提醒他戴上。

祕訣046

時間的適當性

自閉兒的固執行為，千奇百怪，有時即使是同一個孩子，在成長過程中也會不時變換各式各樣刻板、侷限、重複、無意義，讓周遭他人瞠目結舌，不知該如何因應的怪異行為（姑且先說是怪，因為有時是我們不習慣於他們的模式）。

因此，先判斷孩子穿脫外套及戴脫手套的時間點是否適當，例如天氣轉涼或在戶外活動，當情境適合戴上手套則允許。

秘訣 047

漸進式的消除

當孩子堅持在任何地方都要戴手套，在處理的方向上，傾向於讓自閉兒漸進式地脫離，慢慢不戴手套。除了情境允許需要外，在做法上，可以逐漸拉長孩子不戴手套的時間，例如從每天上午、下午或晚上各一小時，逐漸拉長至各二小時、三小時，直到完全不戴手套為止。**執行時，可視每個孩子的接受狀況，而有不同的時間調整。**

秘訣 048

觸覺刺激的滿足與調整

建議平時適時給予孩子不同的觸覺刺激經驗，無論是洗澡時的沖、潑、淋、泡或毛巾擦拭，或是測試不同的水溫。塗抹各式乳液、精油予以按摩，或擊掌拍手等遊戲，使孩子有機會適應各種不同的觸覺經驗，無論是在手掌或是手臂上。

祕訣049

材質的篩選

當孩子執意不穿外套或長袖，這時，可能需要去體諒他的觸覺敏感度，外套的材質無論是聚酯纖維、尼龍、混棉、純棉、人造羽絨等，都給孩子不同的觸感經驗。**至於孩子適合哪一種，可能不是店員說了算，而是需要你不斷地嘗試，並觀察孩子在穿上外套時的意願，與穿上後的情緒與行為反應。**

舉例來說，當孩子執著於一定要戴上手套時，你可以嘗試調整不同的手套材質，例如棉質手套、布手套、羊毛手套、PU皮或超細纖布等，調整方向以符合當下情境，以氣溫或場所的適當性為優先考量。

祕訣050

忠於自我的選擇

如果家裡孩子的情況像揚揚，除了考慮外套材質之外，建議可以在選擇穿哪一件，或逛街購買外套時，**讓孩子自己決定喜歡的樣式、顏色或圖案。**對自閉兒來說，有時情有獨鍾，終究有機會愛不釋手。

問題七
當孩子對住宿出現固執

「今晚不會又要住第八月臺吧？」高一的霓霓有些微詞，「難道明天還要去看扇形車庫？不要了吧，我的老爹。」「老爹，我能不能到彰化後，自己坐火車到新竹找同學。今晚，我想住同學家。」

「霓霓，妳知道弟弟在外面過夜很不容易適應，這回妳能不能再包容一次呢？我知道這很為難妳。」媽媽試著說動霓霓。「媽，妳知道第八月臺我們來住過幾次了嗎？中彰投那麼大，南投有很多特色民宿，台中的飯店和汽車旅館也多到數不清，彰化也不是只有這一家，為什麼每次都要屈就雷雷？」霓霓不服氣地抱怨著。

「妳不是也知道弟弟就是很愛第八月臺嗎？特別是他喜歡住『肯的基』那間房啊！」

「也知道！也知道！難道知道了就只能一直如此嗎？能住的地方這麼多，為什麼不能有別的選擇？每次跟同學說我住第八月臺，他們還都以為我住在彰化車站。

「彰化肉圓縱使好吃，吃多了也會膩啊！

「我不是抱怨第八月臺不好，說真的，它很有特色。但我要說的是，能不能不要老是住在同一個地方？明天要去看扇形車庫我沒意見，只是今晚能不能不要再住第八月臺？七號、九號都可以。」

「老婆，霓霓說得沒錯，妳看我們現在才剛到台南花園夜市，連晚餐都還沒吃，夜市都還沒逛，如果現在又要趕到彰化，妳不覺得太累了嗎？

「沒錯，八卦山的夜景是很漂亮，但人家大佛說不定晚上都已經在打呼、睡覺。」爸爸試著想幽默一下，化解車上母女倆的爭執與隨時可能引爆的氣氛。

「老公，你在說什麼？霓霓年紀小，不懂事就算了，你都什麼年紀了，還在開這種玩笑？」

「媽，我十五歲了耶，怎麼還說我不懂事？妳是沒聽過劉若英唱的《繼續——給十五歲的自己》嗎？」霓霓反駁著。

「今晚到底住哪裡？」說真的，媽媽也困惑了。她知道總是順著雷雷也不是個辦法，特別是第八月臺也還沒預訂，縱使訂了也不見得能訂到雷雷所愛的「肯的基」房間。但一想到他拗起脾氣，頭就痛了。只是要讓他住別家飯店或旅館，按照過去的經驗，似乎更是不可能的挑戰。「今晚住哪裡？」其實媽媽心中也沒個譜。

因應刻板、侷限與重複行為的祕訣指南

祕訣051

適應與迷戀

許多時候，你會發現，自閉兒對於要去或要住的地方，總是有著明顯的適應困

難，總是執著一定要去哪裡或只能住哪裡。這時，往往讓許多家庭在外出旅遊這件事上面感到相當的卻步。甚至因為有個戀家的孩子，只能進行當天來回的行程，無法在外過夜。因為孩子只能回到家裡，回到他最熟悉的房間，還有那張床。雖然一般人可能也有所謂的戀床，但強度或許不至於這麼強烈。**你可以試著讓孩子二選一或三選一，有時候，當你給的選項中沒有他執著想要的住宿場所時，孩子也會勉強妥協、接受。**

祕訣 052

找出吸引的元素

每個孩子對於某些特定情境的迷戀或適應並不全然相同，**試著找出吸引孩子，或讓孩子情緒穩定的元素。**觀察的方式，可以當時孩子所注意的內容為主。例如媽媽發現，其實雷雷之所以喜歡到第八月臺「肯的基」房間，主要還是因為床頭牆上桑德斯上校的圖案讓他很安心。醒著時，他整個眼神都在注視著那幅圖案，並露出愉悅的微笑說：「肯德基、肯德基、肯德基。」

祕訣 053

吸引物的替代

當你發現孩子所注意的元素後，或許你可以開始腦力激盪，是否有其他可以替代的事物。例如住宿時，選擇別家飯店或旅館，但是在入住的同時，讓孩子手中或視線內仍然保有他喜歡的事物。依雷雷的例子來說，可以改外帶肯德基餐進入其他的住宿地點。試著在第一時間，轉移孩子的注意力。

依此類推，即使有時孩子到了陌生的地方，你仍可以事先準備些他熟悉的事物攜帶在身上，例如孩子的小熊維尼被單或Hello Kitty圖案的枕頭等，讓他的注意力有所寄託，而分散對於陌生情境的注意，減緩焦慮。

秘訣054

視覺反覆適應

當你決定讓孩子選擇住不同的地方，或許可以事前先上網搜尋即將前往住宿的飯店或旅館的照片，反覆播放給孩子看，讓他逐漸習慣眼前的這些畫面。搜尋的方式很簡單，你只要上Google，輸入地點關鍵字，往往就能得到你要的訊息。

秘訣055

連鎖飯店或旅館

規律性與結構性，往往是自閉兒在適應情境時，一項相當關鍵的原則。對於住宿這件事，當你在不同縣市間移動，或許你可以考慮連鎖飯店或旅館，藉由房間形式的雷同，讓自己多一些選擇。

祕訣056

挑戰居住慣性

如同雷雷媽媽所顧慮的，「總是順著雷雷好像也不是個辦法。」這一點常常是與自閉兒相處的父母或老師在變與不變時所面臨的兩難抉擇。通常，選擇相同的情境，是能夠讓自閉兒適應的大原則。但是，畢竟在日常生活中，總是存在著許多的變化與不可預測性。這時，**適度的改變，對於自閉兒來說，是有需要的。**

以雷雷為例，如果決定留在彰化，當第八月臺「肯的基」房間能夠訂得到，那麼就選擇入住。如果不行，孩子還是得適應不同的住宿。雖然你可能已經有心理準備，即將面臨孩子的情緒風暴，但是如果你能適當運用上述的注意力轉移法門，多少可以讓孩子逐漸調適。

祕訣057

找出有意思的元素

如果，眼前的飯店或旅館非孩子所願，但又非住不可，或許我們就得開始動腦，並啟動視覺搜尋，開始去尋找在這間孩子不願意待的空間裡，是否有著能夠吸引他且有意思的刺激元素，無論是房間的造型、設備、擺飾、燈光、裝潢或物品等。**這一部分是否能夠達陣成功，端視我們對於孩子瞭解多少。**

問題八
當孩子對特定空間畏懼

「這個勇志很奇怪，從剛才到現在一直在廁所門口徘徊、探望。一會兒蹲下來，用手摸廁所地板的瓷磚。一下子又狠狠地拉著我，躲在我後面不放，不然就使勁把我往前推。

「真的搞不懂，又不是我要上廁所，他為什麼老是推著我。害我火氣上來，指著他破口大罵。結果，他竟然生氣地叫了起來，還用拳頭猛打著頭，真是把我給嚇著了。」媽媽在電話中向阿富媽求救著。

「我們阿富以前也有類似的情況，只是沒像你家勇志這麼激動打自己。但是，每次一遇到要坐電梯，他就抵死也不願意跨進去，寧可乾脆走樓梯。還好我們住透天，家裡不需要搭電梯，否則還真的挺麻煩的。」

「哇！你們家本錢這麼好，在台北市還住透天。」

「你別開玩笑了，這要看你是透幾樓，兩樓也是透天。倒是你後來怎麼處理勇志上廁所這件事？去哪裡都是這樣嗎？」

「這也不一定。有時，家裡的廁所，他也會直接進去。但是，卻老愛跑到我們主臥房那一間。

「有時去外面，像到百貨公司、加油站或去醫院做治療，也不是每間都迴避，倒是小一點的，他大多不願意走進去。這也很麻煩，平時在學校就都忍著不上大號，幸好尿尿還願意，否則每天憋著還得了。

「還有前一陣子，連坐計程車也要挑。小一點的，不進去。害我每次都不好意思跟車行指定說能不能派Toyota Wish的車子來。」勇志媽媽無奈說著。

「所以，你們家阿富現在願意坐電梯了沒？」

「還不錯，算他命好，電梯不搭白不搭，最後竟然也妥協願意搭。只是，我到現在還是很困惑，不知道他到底怎麼改的。」阿富媽說著。

「我看是你命好，不知不覺孩子的困擾怎麼消失的，連你自己都不知道。唉！阿富媽，說真的，也幫我想想辦法吧？」

拒絕進入或畏懼特定空間，有時也容易出現在部分自閉症孩子的身上。如果該空間不是非得進去不可，這倒也單純。但是如果當下真的急著需要進入，可是孩子卻不領情，拒絕接近，在這進與不進之間，往往會讓父母焦頭爛額，難以做決定。

因應刻板、侷限與重複行為的祕訣指南

祕訣058 以物吸引
祕訣059 澄清理由
祕訣060 從感官線索切入
祕訣061 回想成功經驗
祕訣062 強迫會如何？
祕訣063 是否要勉強？
祕訣064 尋找替代方式
祕訣065 將場景事先錄製

祕訣058

以物吸引

當你發現孩子對於進入密閉或特定空間有所畏懼時，或許你可以嘗試將他感興趣的物品，提前放在該空間內。**藉由注意力的轉移，讓孩子想要去拿該物品的動機，催化他跨入原先所畏懼的空間。**例如將孩子喜歡的拖鞋事先放進廁所內，讓他為了拿取拖鞋，不得不選擇進入廁所。

祕訣059

澄清理由

在面對自閉兒讓你感到一頭霧水的行為模式中，往往在細節裡，隱含著「溝通」這件事。我們常常需要能夠很敏感地來感受與解讀孩子所要傳達的訊息。例如當他不願意進入電梯時，他到底想要對我們說什麼？或許，你可能會有一段嘗試錯誤期，但這仍然有值得努力的方向。試著像神探古畑任三郎般，思索孩子畏懼、害怕進入該空間時，會是什麼理由。

祕訣060

從感官線索切入

建議你，切入點可以先從感官的考量開始。無論是室內的光線、空間大小、格局、裝飾、擺設、色澤，或室內的某種特定物品，甚至是特定空調的聲音等。**例如將光線進行微調，把空間內所有的燈光打開或關掉，同時觀察孩子的趨避反應。**

祕訣061

回想成功經驗

你也可以觀察在不同的時間點上，孩子是否出現不同的反應。例如早上願意進入廁所，但是到晚上就迴避。這時，我們就可以思考，是否是光線明亮度的問題。又或者，你發現當浴室地板乾燥時，孩子能夠很順利地自己走進去；反過來，當地板潮濕時，則拒絕進入。**我們需要多靜下來思考，並列舉自己孩子的成功經驗。請試著把這些成功經驗萃取出來，再複製到未來的日子裡。**

祕訣062

強迫會如何？

如果，你選擇強迫孩子進入他原先所畏懼、害怕的空間，**或許你可以觀察一下，他可能會出現哪些情緒行為反應。**例如原來抗拒，但進入後，卻又可以待在裡面；或者在你的強迫下，情緒反應顯得更激烈。當然，也有自閉兒在自己躊躇不前時，你的臨門一腳、輕輕一推，或許能夠化解他那處在門檻前的焦慮。

祕訣063

是否要勉強？

有時我們很難理解為什麼自閉症的孩子有這麼多的禁忌，這裡不去，那裡不來。我常常會想，是否非強迫這些孩子一定得怎麼做不可？以在家裡上廁所為例，若孩子不愛這間廁所，但卻獨鍾於另一間廁所，說真的，這樣也還單純，倒不見得一定要孩子上哪間。不過，如果所處的地方只有一間，別無選擇，但孩子又一定要上廁所時，這就需要面對了。**動動腦，讓廁所變成「好玩」的所在，**例如在裡面吹泡泡，改變他對該空間的刻板印象。

祕訣064

尋找替代方式

與自閉兒相處，我們總是得學會變通。例如當孩子在百貨公司不願意進入密閉的電梯，或許可以選擇改搭電扶梯取代。有時，你也可以嘗試透明電梯，觀察在不同的視覺經驗下，孩子是否會有不同的反應。或許，透明電梯的觀景視野能夠轉移孩子的注意力，而讓他忘卻原先的焦慮。

祕訣065

將場景事先錄製

善用現在的智慧型手機或平板電腦的錄影功能，把孩子即將接觸的環境先錄影。例如以各個角度將孩子原先所害怕進入的廁所錄下來，並反覆播放給他看。讓孩子對於未來即將接觸的情境，能夠先有視覺經驗，就像預告片的功能一樣，因為熟悉而感到安心。

問題九
當孩子出現自慰

「阿雄媽，你兒子到底在搞什麼鬼，進去廁所那麼久也不出來，是占著茅坑不拉屎是不是？」「叫他趕快出來啦！我現在肚子痛得受不了，快忍不住了。」急著想上廁所的阿雄爸，來回在廁所門口踱步並向老婆抱怨著。

「還在你兒子哩！你都不知道你家阿雄現在都轉大人了。進廁所幹嘛？你以為他是在修馬桶啊！」阿雄媽邊收拾陽台的衣服，邊對強忍著等待進廁所的阿雄爸嘀咕著：「自己的兒子都已經念國一了，還不知道他現在正青春。」

「阿雄爸，我跟你說，你不知道你那寶貝兒子現在已經會好好安慰他的兄弟了。不是我要唸你，阿雄爸，這件事情其實應該是你這做爸爸的來教，怎麼最後會變成我這做媽的來說。虧你還只有這個寶貝兒子，竟然什麼事情都不知道，都不去注意。」阿雄媽邊整理從曬衣架上收回的衣服邊唸著。

「你是說阿雄已經會自慰囉？自閉症的孩子也會來這一套喔？」爸爸才一把話說完，馬上被媽媽用衣架子直接朝他的頭用力拍下去。

「你在幹什麼？」後腦勺感到一股疼痛的阿雄爸直呼著。

「幹什麼？你說呢？自閉兒就不是人喔！我們家阿雄就不會長大喔！你這老爸到底是怎麼當的！連自己兒子的情況都還是在狀況外。」阿雄媽右手拿著衣架、左手扠著腰生氣地說：「過去把棉被拿過來！只會賴在那裡關心大樂透有沒有中，我看嫁給你才是真正的槓龜！」

「這幾天，我才在煩惱阿雄最近怎麼常常一回到家，就坐在客廳沙發上，有時隔著褲子摩擦玩小鳥，有時乾脆拉開褲子拉鍊，直接把手伸進去玩，害我這個做媽的都不知道該怎麼望著他才好？」

「還好，學校特教老師建議我，如果他有需要，就告訴他，想玩，就進房間或廁所玩。阿雄還真的有聽進去耶！」阿雄媽略感驕傲地說著

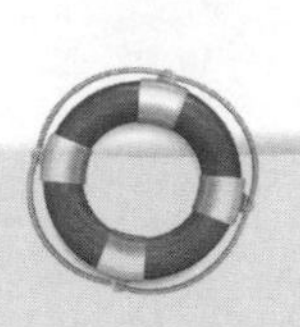

祕訣066

發乎自然

首先，必須説明，自慰行為對於孩子的成長是很自然，且是必經的過程之一，對於青春期的自閉兒也是一件發乎自然的事。

但對於自閉兒父母或老師來説，真正困擾你的，往往在於自慰出現的時間點不對、場合不當、頻率過高，或孩子太過專注自慰這件事，而讓你總是處於尷尬或陷入不知所措的困境。

因此，在因應自閉兒自慰這件事，**重點在於如何讓這些行為出現在適當的時間與地點，以及維持適度的頻率。**

祕訣067

安心接受

什麼情況下，你對於自閉兒的自慰行為是可以安心接受的？**時間點的判斷是一個**。如果孩子的自慰行為是出現在睡覺時間（特別是自己一個人睡，或蓋著棉被時），洗澡、上廁所或在自己的房間並將門關上，這時，你可很自然地接受這個行為，不需要給予他任何的制止或轉移。

祕訣068

自慰的教育

適時地教導性教育，對於自閉兒的成長來説，也是一道關鍵的課題。別忘了在禁錮的自閉心靈裡，仍然有著一份自然的生理需求。這也是説，**在青春期，自閉兒自慰行為的出現是很自然的。**

以孩子能夠理解的方式説説他的感受，教導他如何保護自己，以及自慰行為可被允許的時間與空間。

「阿雄，爸爸知道你睡覺前，用身體還有小鳥摩擦床，還有洗澡時用手去摸自己尿尿的地方是很舒服的一件事。」「這很自然啦！每個人長大都會這樣。但是你要知道，你的身體，特別是你尿尿的地方，是你的寶貝祕密，所以記得做這件事時不能隨便讓人家看到。」「如果你想要做，記得只能關上門，在房間、床上或廁所裡喲。」

祕訣069

時間的限制

要不要直接像上面一樣告訴孩子他可以選擇在什麼時間、什麼地點自慰？有時對於自閉兒父母的困擾是「那他會不會一直待在房間？」「那他會不會養成習慣，放學後就一直待在房間或廁所不出來？」

或許，你可以試著與孩子事先約定進去的時間，以及能夠待多久。讓他知道聽完幾首歌，或者手機鬧鐘、計時器響的時候，他就必須出來。讓孩子知道什麼時間做什麼事，在結構能預期的情況下，孩子的情緒也比較能夠趨於穩定。

祕訣070

自然地轉移

如果，你發現孩子的自慰行為出現的時間及地點不合宜，或者頻率太高，建議你，可以在第一時間以注意力轉移的方式因應。例如當自慰行為出現在家裡客廳或教室內，這時在孩子可以理解的範圍內，與孩子對話或下指令。

例如：「幫忙媽媽將洗好的衣服收起來」、「你喜歡看的偶像劇什麼時候演？」、「你晚上想要吃披薩嗎？」、「要吃水果，先去洗個手」、「幫老師把作業本拿過來」、「你上來，做這一題」等。

祕訣071

謝絕負向提醒

平時避免過度使用負向的言語提醒，例如「不要碰」、「不行碰」、「不可以摸」、「不能摸」小雞雞或尿尿的地方，以免強化青春期的孩子們對該行為的過度注意。**你會發現一件事，你愈告訴他不要做，孩子往往在你的提醒下，就愈容易去做這件事。**

祕訣072

篩選過度性刺激

平時適時過濾與性有關的刺激，特別是太過於暴露、裸露、限制或容易引起性慾的書報雜誌、圖片、影片或節目，以減少不當的性刺激催化，造成青春期的自閉兒孩子對性的過度衝動或注意，而喚起頻率過高的自慰行為。

祕訣073

比自慰更有趣的事

建議平時多讓青春期的孩子們參與一些體能活動或發展興趣，例如散步、騎車、跑步、游泳、繪畫、攝影、下棋等，**讓孩子轉移注意力至其他事物及刺激上。**有時，你會發現當自閉兒沒事做時，他就會讓你做更多的事（因無所事事所衍生出你必須花費時間處理的行為問題）。

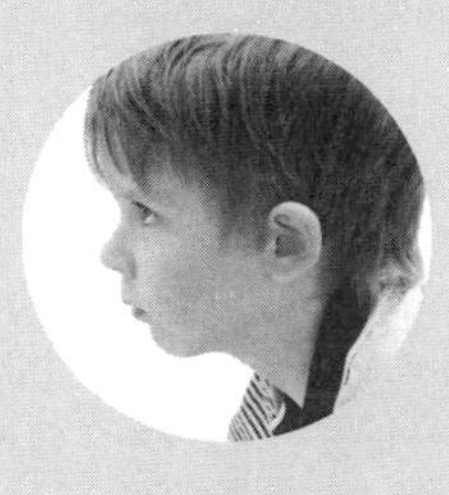

第二章

興趣與專注

對於自閉兒與父母、老師來說，這是一場過與不及的藝術拿捏。或許孩子少了對於興趣的宣示權，雖然他總是不時地強化與捍衛自己所熱衷的事物，並投入相當的專注力在其間，樂此不疲，但或許這份過度熾熱的情感，大多僅釋放在特定的事物，或該事物的細微局部上面，而讓身旁的大人們渾身不自在，因為大人深怕孩子所專注投入及感興趣的事物，與他們希望孩子接觸的內容有所不同。興趣與專注度的拿捏很微妙，有時如同料理一般，如何掌握那最精準的火候與調味比例，對於自閉兒與身旁的父母與老師們，將是一場又一場的拉扯，當然，也可以試著維繫在黃金比例般的平衡。

問題十
當孩子對特定事物過度沉溺

「唉！耀文怎麼又帶他的保鑣出門了。手上老是愛拿個航海王喬巴模仿造型公仔，待會去逛家樂福不是挺麻煩的。如果又不讓人把公仔收進包包，到時候，人家還以為我們沒結帳把東西帶出來。」爸爸不耐地說：「都國中二年級了，怎麼還像個小孩子似的，總愛帶個公仔玩具出門。」

「你應該感到很慶幸了，現在耀文喜歡手上拿著十公分的公仔出門，總比以前老是愛抱著那兩公升的可口可樂空寶特瓶來得好看吧。更何況，現在他手上的這個喬巴公仔，還真的比那寶特瓶小很多耶。」媽媽對此轉變感到有些欣慰。

「不帶喬巴公仔出門到底是會怎樣？又不是像媽祖保平安的護身符，幹嘛老是愛拿著。手上拿個公仔是不怪啦，但總是不方便嘛！連吃個飯手上都要拿，走在路上眼睛也直盯著。唉！哪有人在跟保鑣談戀愛的。」爸爸還是不喜歡耀文隨身攜帶公仔出門。

「手上拿公仔有什麼差別嗎？你還不是隨手 iPhone 5S不離身，這跟耀文手上抱喬巴公仔有什麼差別？五十步笑百步，龜笑鱉沒尾，還不是都一樣。你們父子倆還不都是沉迷、戀物。我想，我這輩子真的是嫁錯人了，買大送小，一次得照顧兩個，那誰來照顧我？」媽媽無奈地搖搖頭、嘆著氣。

其實媽媽倒也不是因此就不煩惱耀文的沉溺行為，就像以前的寶特瓶一樣。耀文其實不只出門得帶公仔，連在家裡的客廳與書房都得隨身帶著，洗澡時，這公仔也得要放在浴缸旁邊，深怕這喬巴離家出走。

「雖然，耀文手上拿著公仔真的可以讓他的情緒平靜緩和一些，可是總不能注意力老是盯著這喬巴，時時刻刻望呀望，心思都在這身上。唉！其他事情就都不要學了，這真是麻煩啊！」媽媽心裡唸著。

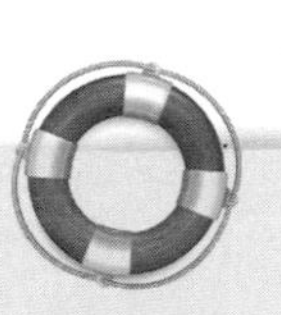

提升興趣與專注的祕訣指南

祕訣074　延伸新玩法

祕訣074 延伸新玩法

當你發現孩子總是沉溺在特定的刺激物，**或許你可以試著腦力激盪，思考是否有其他的玩法存在，或如何將這物品延伸到其他適當的學習或遊戲內容上。**例如當耀文沉溺在公仔時，或許乾脆和他玩一場想像遊戲，或角色扮演對話。

祕訣075 漸進式移除

如果你發現，孩子對於眼前東西沉溺的強度太強烈，幾乎對其他事物出現排他性時，你的確需要採取有系統、漸進的方式，慢慢將這物品事先移除。**試著給孩子沉溺強度相對較弱的刺激物，逐漸淡化他對原先物品的沉溺程度。**

祕訣 076

在視線外收拾

你或許有如此經驗，在自閉症孩子的面前，在沒有事先告知的情況下，強迫他把眼前把玩的物品收起來，結果總是換來一場得不償失的情緒大波動，令你無法收拾，或讓自己陷入妥協的迴圈裡。

如果你真的想要把他所在意的物品拿開，建議你，選擇在他的視線範圍外做這件事。例如在前一天晚上，孩子睡著時，先將他所沉溺的物品收拾起來。雖然，他隔天起床可能會尋找，**但如何收拾得讓他找不到，這就要看你藏東西的功力。**

祕訣 077

漸進調整外觀

嘗試改變孩子所沉溺的刺激物品，例如在他原先沉溺的寶特瓶上，貼上貼紙，或是撕下瓶身標籤，**有時這些微調的改變，容易讓孩子暫時放棄原先所愛，再次尋找下一個。**但是在這過程中，你也要預期他可能出現的負向情緒。

有時孩子喜歡的物品並沒有特別影響到別人，但因為物品體積太大，把玩這些物品時，在人際互動及生活上，容易造成他人的側目與不便。假設先前孩子手上一定要抱著兩公升的可口可樂寶特瓶，此時，你可以採取漸進的方式，逐漸改為一．二五公升、六百毫升、三百毫升，甚至於轉為兩百四十毫升的迷你可口可樂易開罐都行。

祕訣078

設定攜帶規則

自閉兒可以接受事先將遊戲規則訂清楚，如果你也堅持執行的話。當你決定持續選擇給他接觸他所沉溺的物品，這時請事先與他做好約定。例如這東西拿出來的時間、玩的場合、玩的時間長短等細節。

堅持說到做到、該收就收的原則。雖然，當你欲收起該刺激物時，需要有心理準備，他可能會出現情緒反彈。但你可以在決定拿走之前，先將另一個替代物拿出來，好讓他注意力轉換，減少情緒的反彈。

祕訣079

允許的護身符

如同一般人會隨身攜帶喜愛的物品，自閉兒當然也有這權利。或許差別在於孩子隨身攜帶的物品是否明顯干擾到自己，或對別人造成不便。當然，有時他人異樣的眼光也是父母所擔憂的事。

但是，如果孩子隨身攜帶的物品，體積很小，如果他願意把這物品放在包包內，甚至於願意放在衣服的口袋內，如同一般人將護身符掛在胸前一樣，這當然是可以被允許的。

只要沒有妨礙到別人，這應該是需要被尊重與接受的。但舉例來說，若是一條能夠讓自閉兒安心的小方巾，只是因為長時間沒有清洗，而發出另人不舒服的惡臭時，就不太適合讓他隨身攜帶，除非先清洗乾淨。

祕訣 080

情緒好袋

如果你是老師，建議你，可以在班上定期來場「情緒好袋」活動。引導小朋友瞭解每個人在生活當中都可以有一些讓自己安心、愉快、開心或心情平靜的小東西。而將這些能夠帶來正向能量的小東西，集中起來，用一個自己喜歡的袋子裝起來，就可以變成屬於你自己的情緒好袋。

當你在班上進行「情緒好袋」活動時，讓小朋友輪流攜帶自己的收藏，當然也包括班上自閉症的孩子，在活動期間讓彼此來分享。這樣做的好處，在於讓小朋友知道每個人都有屬於他自己一套維持好心情的物品，當然自閉兒也不例外。

問題十一
當孩子只專注於特定興趣

「歡迎光臨，樂到家最愛影片，任選三支一百四十元，可以看七天六夜喲。」Kevin總是愉悅地走在爸爸的前面，來到平時愛逛的樂到家。店員的這些話，總是分秒不差地在走進大門叮咚一聲之後自動播放，像是已經事先錄製好的臺詞一般。每回只要一聽到這句話，Kevin就感到莫名的興奮，並拍起手來。

爸爸知道，Kevin其實並不是那麼愛看電影，但他喜歡和爸爸在吃完晚餐後，一起散步到街角的樂到家逛逛。架上一排排的ＤＶＤ總是吸引著Kevin的目光，他慣性地像部隊點名般，在熱門排行裡，從左至右，從上到下，逐一唸著ＤＶＤ上的片名。

「空中救援、傑克萊恩：詭影任務、機器戰警2014、紅翼行動、冰雪奇緣、龐貝、戰爭遊戲、末日列車、樂高玩電影、特務殺很大……」爸爸心想：「多虧這個孩子還認識幾個字。」Kevin常常一邊唸著，一邊會把沒有放好的ＤＶＤ重新拿起來，再放回架上，整齊排列。

「弟弟，謝謝你喲！幫阿姨把ＤＶＤ排得這麼好，我看你以後來幫我代班好了。」店員笑著對Kevin說著。

對Kevin父子來說，來樂到家，其實有沒有租片或買二手片回家，可能都不是重點。但是逛樂到家，對Kevin來說，就像是在進行一場儀式一般，總是需要按照自己的流程，從頭到尾完整地把熱門排行架上的片單唸一遍。隨後，他就可以心滿意足地回家。

因此，逛樂到家幾乎就成了爸爸與Kevin的共同嗜好，至少父子倆在這段時間裡，彼此都能各取所需，找到最大的快樂。對Kevin來說，逛逛樂到家，幾乎成了他晚餐後的最愛，甚至是唯一的嗜好。

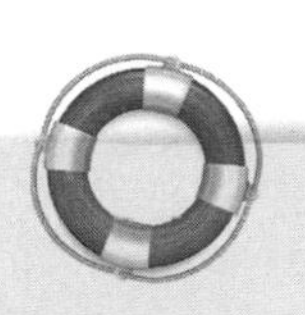

提升興趣與專注的祕訣指南

祕訣０８１ 關於興趣的思考

祕訣０８２ 興趣如何觀察

祕訣083 機械性全自動化
祕訣084 興趣單線道
祕訣085 在專注與排他之間
祕訣086 由年輪內圈至外圈般漸進
祕訣087 鑽木取火
祕訣088 滾動興趣雪球

祕訣081 關於興趣的思考

在逛樂到家這件事情上，讓我們看見了存在於Kevin的生活中，最單純的專注與嗜好。這時你或許會有個疑惑，Kevin只愛逛逛樂到家，到底好不好呢？這可以說是一種興趣、過度沉溺，還是一種對排列、整理的執著？**或許，我們可以先思考以下這些問題。**

孩子花了多少時間在這些興趣或活動上？

這些興趣或活動是否為孩子帶來愉悅的感覺？

孩子從事這些活動或興趣是否對其他學習產生排擠？
如果不讓孩子做這些興趣或活動，情緒到底會怎樣？
你為什麼會選擇讓孩子持續做這些興趣或活動？
從這些興趣或活動中，可以再延伸出什麼能力嗎？

秘訣 082

興趣如何觀察

有時父母常會反應：「他沒有特別的興趣啊！」**如何尋找自閉兒的興趣，其實並不難，或許你可以試著觀察孩子主動去接觸的活動會是什麼。**通常，興趣總是藏在裡面。不過，所謂興趣倒不一定是指在音樂、繪畫、創作等能力上的精采展現。

秘訣 082

機械性全自動化

或許我們可以仔細觀察，孩子對平時所感興趣的事物，表現的方式，是否如同在自閉症孩子身上容易看見的機械性的迴圈。例如Kevin可能不斷地唸著架上ＤＶＤ外殼，熱門排行電影的名字，一遍又一遍，以及把沒放好的ＤＶＤ盒重新整埋排列（當然這裡有沒有放好的標準，是由孩子本身自己來決定與判斷）。

祕訣084

興趣單線道

自閉兒的興趣是否一定要廣泛？當然，這答案可能不是全有全無的二分法。只是，在一個孩子的成長過程中，如果對於周遭人事物能廣泛注意，累積他的知識與生活經驗，比較能夠周延。未來要應付日常生活中的變動，也比較能夠變通。或許可以這麼說：**孩子年紀小的時候，興趣可以廣泛些；隨著年紀增長，如果他在某一領域或興趣能夠專注、樂在其中，也是一種不錯的選擇。**

祕訣085

在專注與排他之間

孩子專注在特定的興趣與主題上，到底是好還是壞？有時很難有個譜。一般來說，專注於一件事情上終究是好事，當專注了，瞭解了，熟悉了，擅長了，那麼，在面對它時，也會顯得輕鬆了。

那為什麼自閉症孩子過度專注於一件事，會使得父母、老師或治療師無法感到安心？**或許問題不在於專注，而是在於自閉症孩子過度專注時所出現的，對於其他事物的排他性。**

有時，一塊田太早或長期僅灌溉某些養分，時間久了，就容易讓人擔心這塊田無法長出應有的結實稻穗。但，孩子在這些特定的事物上感到好奇、容易注意、樂在其中，終究是好的。

祕訣 086

由年輪內圈至外圈般漸進

有時，我們很容易忽略自閉兒當下所表現的興趣，而使勁地想去找、去要求孩子努力培養符合我們期待的能力。但有些事需要採漸進的方式，**如同樹木年輪一般，從內圈孩子感興趣的活動為起點，再逐漸往外擴散到外圈。**

祕訣 087

鑽木取火

想像興趣是一塊木頭，我們可以試著以孩子的興趣當做取火點，如同年輪的內圈。從興趣著手鑽木，就能期待燃燒起來的火。這把火，或許可以是孩子的語言表達；這把火，也可能是穩定情緒之火、人際互動之火，或自我肯定之火。**就看當下我們要拓展孩子的哪一種能力，如同前面所提及的年輪外圈。而這外圈，並非全然都是以符合你所期待的事為主，而是關係孩子未來在生活與社會適應上所需要具備的基本能力。**

假設以Kevin喜愛到樂到家排列DVD為例，你可以嘗試讓他將這項能力轉移至日常生活的整理事項上。例如，協助整理家中自己的玩具，或爸媽書櫃上的藏書等。

過程中，如果你將提取的概念加進來，例如請孩子幫你找一部DVD，或從架上取出某本書，這時，就能從興趣再延伸至語言理解、指令遵守及人際互動等能力。

祕訣088

滾動興趣雪球

我們可以孩子現有的興趣為基礎，接著看看，是否能夠有機會把這個點當做基本的雪球，開始延伸至其他的事物上，**如同滾動雪球一般，把興趣愈滾愈大。**

問題十二
維持基本生活能力

「人生，你要讓孩子活在舞臺上，還是在日常生活中，能夠自由自在？」鼓王媽媽感到有些困惑，她很怕自己會迷失在眾人給鼓王的掌聲中。雖然，這樣的掌聲，似乎讓自己覺得這十年來對於鼓王的努力沒有白費，只是她自己不太確定，這樣的方向到底對不對？

打從鼓王在幼兒園大班隨手拿起當時外聘的打擊樂老師咚咚鏘（這是當時鯨魚班的小朋友對老師的暱稱）放在架上的鼓棒，任意隨手一打一敲，整個節奏讓當時的教室突然有種來到拉丁美洲的味道開始，因為那一次不可思議的表現（說真的，媽媽到現在還是覺得不可思議），讓原本一直覺得鼓王不適合在那裡就讀的園長，態度突然大轉變，反而強力慰留媽媽讓鼓王繼續留在園內。連入小學前，緩讀的那一年，也繼續選擇留在那裡。

因為，當時咚咚鏘老師一再向園長及媽媽保證，鼓王在打擊樂的這塊園地上，一定會是個天才。也因為如此的保證，往後好幾學期咚咚鏘老師都持續與幼兒園合作，並開了好多自費的課後班。因為鼓王的表現就像是一塊活招牌，吸引了許多父母慕名而來。

媽媽的迷惑，倒不是說後悔讓鼓王走上打擊樂這條路。因為一路上，見識過鼓王的人，也大都舉起大拇指，認為他有這樣的天分，所以媽媽對於這一點是深信不疑的。只是十年過去了，鼓王在打擊樂這方面，雖然得了許多大大小小的獎勵與肯定，但是，鼓王到現在還是不太會說話。在生活自理上，連大小便都還需要幫忙。也就是說，他現在仍然隨時需要另一個人力在旁協助，縱使他被叫做鼓王。

媽媽發現，只有在舞臺上的鼓王，讓她覺得像個一般的孩子。一個父母夢寐以求的正常孩子。當然，幾年的時間下來，夫妻倆已慢慢把正常孩子的字眼，調整成一般孩子的概念。但沒有舞臺的鼓王，看起來卻像個失魂落魄的老小孩，常常雙眼空洞地坐在窗臺前發呆，或喃喃自語。「我是不是錯過了什麼？」在一場下著雨的深夜，媽媽問著自己。

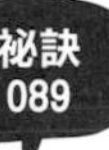

提升興趣與專注的祕訣指南

- 祕訣089 拆除學習天花板
- 祕訣090 搭建樹屋：提升基本的日常生活能力
- 祕訣091 思考登上舞臺的初衷

祕訣089

拆除學習天花板

診斷是一種溝通，但診斷並不是讓我們對於孩子的能力畫地自限。當你知道眼前的孩子被診斷為自閉症時，我們真的得提醒自己，不要馬上在心中出現：「唉！他的能力就是這樣子了，反正怎麼學，也學不會。」這類消極的想法。這樣的想法很容易讓我們停下腳步，自怨自艾地什麼都不做。學習的天花板，意味著我們認定孩子的學習就是那樣，就是那副德性，進而消極放棄。

在父母的心中，總是希望自閉兒的學習能夠隨著年齡的成長，持續往上。

面對自閉兒，你看見的是限制？還是可待開發的潛力？

自我設限，無論是對父母的期待，或是對自閉兒的發展，總是一項無形的阻礙。

這道阻礙，就如同我們在自閉兒的學習上方鋪蓋了天花板。

有時，這些天花板低得伸手可及。

有時，這些天花板低得讓自閉兒無法呼吸。

有時，這些天花板低得讓父母沉重無力。

對於自閉兒學習上的期待，過與不及，終究左右著父母的心情與思緒。

試著移除你心中對於自閉兒的天花板。

讓自閉兒在學習的路途上，透進一絲絲的陽光。

當時間軸不斷地朝未來延伸，讓自閉兒的學習也能夠往天空的方向劃去。

立即動手做，父母效能的執行力，你會看見自閉兒在學習上的蔚藍天空。

當我們對於孩子的成長習慣架起天花板，那麼你會發現，你的動力很容易耗竭。

祕訣090 搭建樹屋：提升基本的日常生活能力

如同搭建一座樹屋，選擇一棵枝繁葉茂的樹做為根基是很關鍵的一件事。而這根基，就像孩子日常生活能力的累積，無論你決定樹上的屋子是哪一種造型。

「我是不是錯過了什麼？」為了免於在未來的某一天，你我出現如此的懊悔，請記得，隨時加強孩子的基本日常生活能力，這是不變的方向。

無論孩子的特殊專長是什麼，無論我們要怎樣讓他在舞臺上發光發亮（當然這裡指的舞臺，並非一定是真正的舞臺，有時只是生活中的一種興趣），**孩子日常生活的基本訓練，還是最重要的生存之道**。雖然，這看似簡單的生活能力，對自閉兒來說，難度有時還勝過他在舞臺上的耀眼表現。

祕訣091

思考登上舞臺的初衷

如同鼓王媽媽曾經有過的想法，「只有在舞臺上的鼓王，讓她覺得像個一般的孩子。」的確如此，在現實的生活中，當周遭的人們（包括小朋友）先注意到這個孩子的優勢表現（特別是當他做得到，但是你我做不到）時，對他原先的一些怪異動作、社交笨拙或語言遲緩等存在的負面印象，也就容易自行打折扣，並調整對待他的方式。也因此，打從鼓王開始被叫做鼓王的那一天起，旁人的接納就自動提高了。這雖無奈，但很現實。

基於這樣的考量，或許也促使父母期待能夠盡速為孩子找到他的舞臺，並給予任何可能的加持，讓他在現實世界裡發光發亮。

因此，請時時提醒自己，「讓孩子依照自己的優勢發展，我們嘗試給予機會、訓練，讓他的努力與表現有一天被人看見。但這些，不是要滿足自己的虛榮，而是期待孩子在這樣的氛圍中，能夠感受到旁人合理的對待、自我肯定，並樂在其中。」

這就像《陣頭》電影裡，當自言自語的梨子在廟前帶頭大聲以臺語高喊：「對挖趴！」（意思「跟著我打！」），而打出九天民俗技藝令人熱血沸騰、鼓舞人心、動容的那一段一樣。或許，這就是每個人存在的價值所在。

問題十三
提升基本專注力

「我家Hugo到底是太專心？還是注意力有問題？」「你說他在教室裡上課沒在聽，但他卻又對於感興趣的話題很投入，這到底是怎麼一回事？」「Hugo只專注在他自己感興趣的事情上，這樣也是注意力有問題嗎？」Hugo的媽媽一直對於孩子的注意力這件事感到困惑。

「一般人通常不都是只注意自己感興趣的事物嗎？Hugo也是這樣啊！但老師總是抱怨我們家的Hugo很難教，容易分心，總是教不會，還問我他是不是有注意力缺陷的問題？是不是該考慮服藥？這未免也跳得太快了些。」媽媽對此感到有些不以為然，並在電話中向Hugo的阿姨抱怨著。

「阿妹，我承認Hugo是有自閉症的特質，但是他的注意力表現真的和我在療育遇見的ADHD很不像。」怕Hugo阿姨聽不懂ADHD到底是什麼，媽媽接著補充說：「ＡＤＨＤ就是注意力缺陷過動症，以前大家常說的過動兒啦！他們的注意力問題有藥可以幫忙，但我們家Hugo和藥沒什麼關係啦！」對話中發現，運用藥物來改善Hugo的注意力，似乎從來沒有在媽媽的考量之內。

「哪有人因為對某些事物不感興趣、分心，結果想要用藥物來解決。就是難教才要拜託老師教，不然就自己教就好了啊！唉呀！反正我被Hugo的表現弄糊塗了啦！注意力說起來容易，但真正想要把它說清楚還真的是不容易，這到底是怎麼一回事？」「孩子持續教不會，或許是該讓大人將注意力拉回自己的教學方式，思考有沒有需要調整及改變的地方，而非一味地抱怨他學不會，需要教好多次。」媽媽向自己的妹妹訴苦著，但她知道這一點Hugo阿姨也幫不了忙。

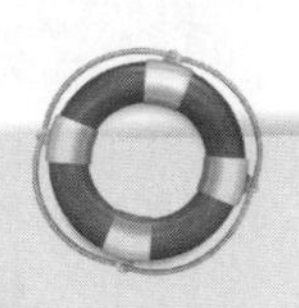

提升興趣與專注的祕訣指南

祕訣０９２　從興趣啟動注意力

祕訣０９３　集中性注意力

祕訣０９４　預防排他性

祕訣095　五感同時運用
祕訣096　先教孩子會的事
祕訣097　興趣位移

祕訣092

從興趣啟動注意力

在談論自閉症孩子的注意力時，我想，試著先從他們常見狹隘的、侷限的興趣開始。你會發現一件事，孩子對於某些事物總是非常主動，有極大的興趣，有時甚至於過度專注在這些事物上，完全不需要你特別給予提醒。

但是你可能很苦惱，這些事物通常都不是你希望他們去注意的事。有時，你可能還因此擔心，他們是否花了太多的時間在這些事情上。特別是，如果這些活動又不具有任何的功能性，例如太過於注意事物的排列、光線的折射、觸摸的質感、數字的背誦等。

因此，對於自閉症的專注力，在著力點上，**可以先從引導他們如何從感興趣的活動，逐漸將注意力位移至不感興趣的活動上，**這些活動通常是自閉兒現階段應該要學習或接觸的事物，並持續一段適當的注意力時間。

祕訣 093

集中性注意力

如果用套圈圈的遊戲來形容的話，孩子集中性注意力的目標很清楚，就是把圈圈奮力套進眼前的標的物中。類似的例子，就如同揮棒將球打擊出去、奮力臨門一腳將球踢進球門，或者將籃球投進籃框裡。

集中性注意力讓孩子將注意力聚焦在當下他所該進行的活動上，無論是玩玩具、書寫、閱讀、堆積木、拼圖、聽音樂、繪畫等任何事物。**當你欲訓練孩子最基本的集中性注意力，請試著從孩子最感興趣的事物開始，也就是他總是能自發性接觸的事物。**這部分需要你的事先觀察，你才能夠找到他可能會關心、注意的事物。例如你發現孩子喜歡塗鴉，這時你就試著從繪畫活動切入，進行注意力的練習。

祕訣 094

預防排他性

你可能有些擔心，孩子是否花了好多好多的時間在某件事情上面，對於其他事物開始產生排他性，而拒絕接受其他事物的學習。很多事物，端看你的角度，或許你擔心他們似乎太過於投注在這些活動上，但你也可以轉個念頭想，他們的注意力持續性往往也很強勁。

如果你發現，孩子在某些活動上持續的時間似乎已超出常態，或許這時你可以與他事先進行約定，例如將繪畫時間限定在三十分鐘內，時間到之後，孩子就必須轉換到其他活動上。當然，切換孩子當下所感興趣的事物是有挑戰性的。**在你決定要暫停他所進行的活動時，請接著讓他可以有二選一的機會進行轉換，這時他的接受度會較高些。**

祕訣 095

五感同時運用

請記得，注意力的訓練是很生活化的一件事，因此，練習內容請多與孩子們的生活經驗相連結。如果能夠對自閉兒產生出意義，這時，他的學習地基就會盤根錯結般地變得緊密。

平時多將五感（視覺、聽覺、觸覺、嗅覺、味覺等）同時運用，在這樣的交互作用下，孩子的注意力就更牢靠。例如當你帶著孩子到海邊踏浪，試著引導他用眼觀看浪花如何波濤，用耳傾聽海浪拍岸的聲音，用手觸摸海水的感覺，用鼻嗅聞海水的味道，甚至於用舌輕舔海水的滋味等。

祕訣096

先教孩子會的事

對於自閉兒來說，當他無法理解眼前的事物時，是很容易失焦，進而注意力分散，或停留在該事物的專注時間明顯縮短。對於眼前的事物，如果孩子能夠充分掌握或理解，通常他們大都願意動手去接觸。**因此，與其你抱怨「怎麼教，都教不會」，倒不如先教孩子會的事，讓他先產生有能力的感覺。**自閉兒的專注力表現，有時與他的自身能力有很大的關聯性。當能力有了，專注力自然容易燃起。

祕訣097

興趣位移

自閉兒的注意力訓練，通常是從他們感興趣的事物啟程出發，再一步一步走向他們較不感興趣的事物上。在這個興趣位移的過程中，請試著像爬樓梯一般，漸進要求需要持續的時間。當孩子的注意力逐漸進入到他比較不感興趣的內容時，為了讓他們能夠將持續注意力更聚焦在你所交付的事物上，**請記得，事先將容易引起分心的刺激物移除。**

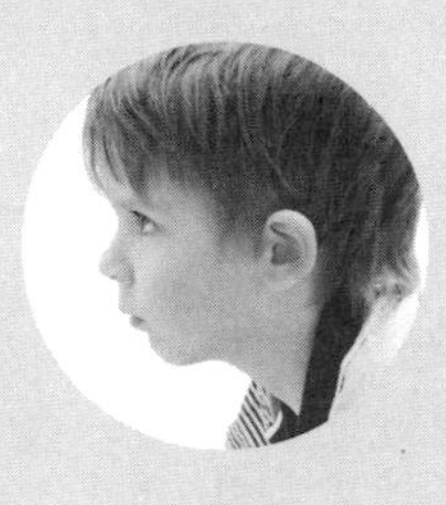

第三章

語言與溝通

有時將自閉兒視為外星人（星兒），雖然表面看來像是尊重他們在火星上的表達方式，但身為地球人的我們卻也可能因此平行地、理所當然地認為地球人不需要了解及學習火星人的用語及溝通方式。我在許多演講場合常提到：「或許把自閉兒視為外國人，我們可能會有更多的溝通動機。」怎麼說呢？當你在路上遇見外國人問路，縱使你聽不懂他所說的話，但我確信你不會抱怨他：「為什麼不先學好中文？」但你反而可能自責以前在學校沒有把第二外語學好。更重要的是，你多少會想要去猜測對方所要表達的內容。同時，你會比手畫腳，想盡辦法回應對方，讓他懂。嗯，沒錯。可以的話，試著以如此的積極態度來和自閉兒溝通吧！

問題十四
當孩子拉扯別人頭髮

「小俊，你在幹什麼，把手放開。你把媽媽的頭髮抓得好痛、好痛。你到底有沒有聽到，趕快把手放開。」媽媽的頭側在小俊的身旁，臉上因為頭髮持續被孩子抓著而露出痛苦的神情。

「小俊，你有沒有聽到，把手放開！我再說一次，趕快把你的手放開，媽媽真的很痛、很痛，你有沒有聽到，趕快把手放開！」媽媽放大音量，加重語氣，試著讓孩子將手鬆開，但是眼淚因為頭髮被拉扯的痛楚而直流。

情急之下，媽媽索性用自己的右手拉扯小俊的頭髮，並嚷著：「放開喔！如果你再不放開，媽媽也要拉你的頭髮，看你痛不痛，有沒有聽到，快一點把手放開！」這時，媽媽只覺得自己的頭頂更加痛楚，因為小俊在頭髮也被媽媽拉扯之下，情緒顯得更加激動，而拉扯媽媽頭髮的手勁更加用力。

這已經不是媽媽第一次遭遇到被小俊抓、拉、扯，這一點從媽媽看似濃密的頭髮，但當中隱約可見一小叢、一小叢被拉扯的跡象可以想像，這種情形已經是反覆好幾回了。

「奇怪，小俊這抓頭髮的行為到底是從哪裡學來？」媽媽有些困惑。但仔細想想發現，只要當她對小俊有所要求，或者對他說話的語氣重了一些，小俊就變得很容易對她動手。只是，媽媽不解的是，為什麼同樣的話、類似的語氣，換成爸爸來講，小俊就不會這麼做，這讓媽媽覺得小俊分明是挑人反應，柿子挑軟的吃。

你或許會困惑，小俊抓著媽媽的頭髮到底想做什麼？雖然小俊對媽媽抓、拉、扯頭髮，看似一種攻擊行為，但對於口語表達能力相對低落的自閉兒來說，直接抓住對方頭髮，其實也隱含著一種表達方式，只是這樣的反應往往讓對方感覺到具有攻擊性，而無法接受。

關於被自閉兒抓、拉、扯頭髮這件事（這常出現在對女性照顧者身上，例如媽媽、奶奶、保母、女老師、女性治療師等），我試著把它區分為二部分：一是抓、拉、扯前的預防；二是當頭髮被抓、拉、扯那一剎那的危機處理。

你會發現，瞭解眼前自閉兒的特質，對於問題的預防是相當關鍵的一件事。當我們的自我覺察敏銳些，對於關係互動敏感些，這能適時地讓我們調整與孩子的互動方式，一些很細微的語言與非語言的訊息，例如對他說話時的音量、語氣、使用的字眼、要求的內容、說話的表情、時間點、互動的距離、手勢、動作、姿勢，甚至於你頭髮上的髮型、髮飾、洗髮精的味道等。

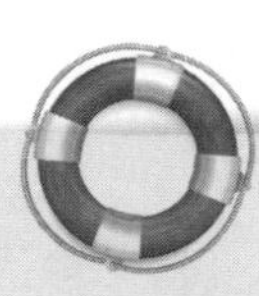

提升語言與溝通的祕訣指南

祕訣098 先按兵不動
祕訣099 忌諱的動作
祕訣100 手像棉被般輕放
祕訣101 輕聲細語，鬆開手
祕訣102 慢速脫離
祕訣103 反映與觀察
祕訣104 瞬間移位

祕訣 098

先按兵不動

當自閉兒因情緒激動抓住你的頭髮時，想當然耳你一定感到相當疼痛。這時，提醒你，請先保持冷靜，按兵不動，因為你需要一些時間來思考與判斷該如何掙脫。這種情況就像一些孩子在成長過程中，曾經遇過自己的腳不小心卡在腳踏車後座的骨架與輪胎之間，在處理上，真的急不得。

祕訣 099

忌諱的動作

這裡有一件相當忌諱的動作，千萬別出現太強烈的情緒反應，或太急著想直接用手扯開孩子手的動作。**當你愈急於想扯開時，孩子的手通常抓得更緊。**這麼做，只會讓你自己的頭髮更陷入困境。

祕訣 100

手像棉被般輕放

將你的手輕輕覆蓋在孩子的手上，就像是蓋棉被一般。請記得，動作請輕輕放。**讓自己的的手，由輕輕蓋轉為輕輕握，慢慢地握住孩子抓住你頭髮的那隻手。**

祕訣 101

輕聲細語，鬆開手

在掙脫的過程中，你需要讓當下的氣氛維持在一種很平靜的狀態。雖然，我知道你被拉扯時的那種疼痛感，非當事人很難形容，但是，還是要讓現場的語言刺激暫時凍結。太多的言語、說理與謾罵，只會讓事情更加惡化與糟糕，就像小俊媽媽遇到的狀況。

把話用在刀口上，必要時，你可以輕輕地、語氣緩和地告訴孩子：「手輕輕放鬆，讓你的手指頭輕輕放鬆。」這時，請記得觀察孩子的手部動作及情緒反應。

祕訣 102

慢速脫離

漸漸地，把你剛剛放在孩子手上的手，稍微用一點點力氣。請記得，只要用一點點力氣將他的手握住，就像你握在手中的一顆棒球。這時，藉由些微力道的握，讓孩子手指略為因疼痛鬆開，你再瞬時將他的手慢慢從自己的頭髮上移開。

此動作請記得放慢速度，這就像在夾娃娃時，得非常小心謹慎地讓夾子上的娃娃慢慢往洞口掉一樣。

這時，試著去感受孩子拉扯你的頭髮的力道與感覺，例如他抓、拉、扯的手是否慢慢放鬆，這種感覺就像是他的手已經任由你的手擺布，而依偎在你手心一樣。

當孩子的手再度拉緊你的頭髮時，請停止你移開的動作。約十秒鐘後，再重新啟動。

如幸運移開後，請迅速將自己的手移至孩子的上臂，稍微施點力氣握住，但大原則是不要讓孩子受傷或過於疼痛。讓孩子定住不動，並維持面對面的視線接觸。

祕訣103

反映與觀察

此時，嘗試幫孩子將心裡的話說出來，適當反映出他的情緒或想法。例如「媽媽知道你害怕我離開」「媽媽知道你有點生氣，現在不想要再寫注音符號」等。同時，觀察孩子的情緒是否趨於緩和，及是否又將出現抓、拉、扯的動作。

祕訣104

瞬間移位

為了預防孩子瞬時又做出抓、拉、扯頭髮的舉動，**這時，請做出移動位置的反應。**有時藉由彼此站立的位置、角度與距離的遠近，是可以適時預防孩子再度出現抓、拉、扯行為。

問題十五
語言溝通的基本原則

「老師，小雅根本不知道我在說什麼嘛？我跟她講了一大堆，她根本聽不懂，只會一直對著我傻笑，不然就學我說話。我真的不想再教她了，她根本就教不會！」急性子的思帆有些不耐煩地向晶晶老師抱怨著。

「思帆，你可以試著向小雅慢慢說，不要一次講太多。有時候，你一次說多了，她一下子反應不過來，就容易愣在那邊對你笑。」晶晶老師溫柔地向思帆建議著。

「但是我跟小雅說話，她根本就不看我啊！每次都只顧著玩水，把走廊都弄得溼答答，叫她弄乾，根本都不理我。」思帆繼續抱怨著「每次我跟她說一定要做好打掃區域的工作，但是她還是不懂我在說什麼，不是繼續玩水，不然就是拿著拖把站在原地傻笑，弄到最後根本就只剩我在打掃，這根本就不公平。」「而且，每次我只要跟她說，不對！不對！那樣不對！她就生氣，一直尖叫，還用力甩拖把。」

「思帆，或許，你可以換另一種方式和她說說看，例如直接告訴她做什麼，或示範給她看。我想，你可能也不喜歡人家常常跟你說，你這邊不對、那邊做錯，我想小雅的感受也是一樣。你還可以像這樣跟我訴訴苦，但是她卻沒有辦法像這樣抱怨。」晶晶老師和思帆分享著想法。

「和小雅說話真的是不太容易，我想，是該來引導班上的同學練習如何跟小雅說說話。畢竟，小雅並非真的不理人，或許彼此可能都不知道該如何對話。」「與其老是要求小雅改變，或許讓思帆先調整，效果應該會更好、更快。」晶晶老師這麼想著。

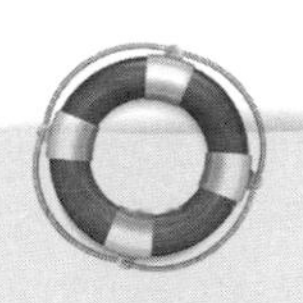

提升語言與溝通的祕訣指南

祕訣105 微笑開啟注意

祕訣106 不強迫看你

祕訣107 使用簡潔的語句

祕訣108 二選一的問話
祕訣109 邊説邊示範
祕訣110 具體的表達
祕訣111 以正向語句替代負向提醒
祕訣112 負向提醒的代價
祕訣113 移除分心的事物
祕訣114 説孩子能理解的話

祕訣105

微笑開啟注意

如何讓自閉兒對於我們的説話互動產生興趣，進而開始注意説話的這個人？**或許先從自己的微笑開始。**漸進地趨近她，試著對她微笑，先不要急著要她説什麼，或反應什麼。

祕訣106

不強迫看你

雖然孩子能夠注意你的眼神，對於說話互動這件事而言，會是很棒的加分與潤滑的作用，但是大部分時候，自閉兒可能不看你，不過請記得你可以注視著她。從我們自己開始做，會是比較容易的事。特別是，**當她逐漸發現眼神注視不是那麼具有威脅性，那麼孩子看你的頻率就有機會增加。**

祕訣107

使用簡潔的語句

說話時，使用簡潔的詞彙。**在要說到關鍵之前試著先停頓、加強語氣、再說話，並適時重複所說的話。**有時，我們只自顧自地說自己想說的話，或是說話速度快了些，說話的內容複雜了些，說話的量多了些，都很容易讓自閉兒不知所措或莫名所以。

祕訣108

二選一的問話

有些時候，我們會很想知道孩子的想法或意願，**當她如果沒有辦法順利開口回應時，或許可以試著採二選一的方式問她，**例如「你要拖水，還是掃地？」「你要掃地，還是要拖水？」過程中，試著分辨自閉兒是否停留在仿說，或是表達她真正的意願。做法上可重複問兩、三次，並將問話的內容順序對調。

祕訣 0109

邊說邊示範

先以動作指令的方式，觀察孩子的回應，以確認她是否瞭解我們說話的內容。**對於語言理解相對較弱的自閉兒，除了說之外，建議可以試著把動作示範加進去。**多了一些動態的畫面，如果再搭配動作的重複，這時孩子會比較容易進入狀況。舉例來說，與其抱怨小雅只顧著玩水或愣在原地，倒不如直接把拖地的動作分段，一步一步做給小雅看。

祕訣 110

具體的表達

一、把水桶的水裝到適量（這時可以在水桶邊緣畫線，或貼上有色膠帶，讓她知道裝水的高度到哪裡）。二、把拖把放入水桶中弄溼。三、把拖把拿起來扭乾。四、進行拖地動作。當然，這些需要我們大人先教、先示範。

自閉兒對於抽象的語言總是難以消化和吸收，當你告訴她「一定要做好打掃區域的工作」，這時對她來說，「做好」是要做到什麼程度？「打掃區域」指的又是什麼？終究太過模糊、抽象，讓孩子不知所以然。

這時，我們可以試著很明確地讓她知道（甚至畫給她看，讓她懂）所謂的「打掃區域」是指哪裡到哪裡，例如從前門到後門的走廊位置，或者單純擦黑板這件事。

祕訣 111

以正向語句替代負向提醒

告訴孩子不能做什麼，其實並不會讓她學習到應該做什麼。與其告訴小雅「不對！不對！你不應該把地板弄得那麼溼，這樣做會讓別人滑倒，不行！不行！」當你這麼說，她可能還是不知道，如果沒有玩水，那麼她到底能夠做什麼。這時，建議你，以正向、肯定的語句替代負向、限制的字眼。直接讓她知道此時此刻她該做什麼，可以做什麼，怎麼做。必要時，甚至直接做給她看，或許會更好。

祕訣 112

負向提醒的代價

請留意自己是否容易說出「不」、「不行」、「不要」、「不可以」、「不對」、「錯了」等負向語句。你會發現當「不」、「不行」、「不要」、「不可以」、「不對」說多了、說久了，**等於在不斷地提醒她、告訴她、幫她做出負向聯結**，所以你也會發現她一直在做，雖然你的原意是希望她能懂，不要做。

祕訣 113

移除分心的事物

如果你和孩子說話時，發現她總是注意著特定的事物，而忽略了你，**或許你可以選擇在事前先將這些東西移除掉**。雖然，你可能發現，她總是一直在找原先吸引她的事物。但是當她始終找不到時，也比較容易喚起她的溝通意圖。

祕訣 114

說孩子能理解的話

和孩子說話時，請隨時注意她的反應。留意她是仿說你的話、答非所問，還是簡單回應，或說出符合情境的話。如果發現她似乎不懂你在說什麼，這時請記得將話題引回原來的軌道，試著說一些她能夠理解的話，讓她可以成功地回應你。

問題十六
當孩子出現重複語言

「防颱三步驟：一、堆砂包，二、封門窗，然後去全聯。抱歉，應該是先去全聯。」「哇！你的兒子很厲害喲！整個廣告都背起來了！」站牌旁的歐吉桑對著柏叡爸爸說著。「但是小朋友，現在是出太陽，沒有做颱風，這一句等颱風來再說喲。」歐吉桑趨前摸著柏叡的頭笑著說。此時，突然被碰觸的柏叡迅速縮回去，躲在爸爸的背後，不敢正視對方。

「你的兒子常看電視喲，廣告背得這麼熟，以後可以去賣東西啦！」歐吉桑又補了一句。這讓爸爸有點尷尬，因為其實只要有人看他，柏叡就會馬上滾瓜爛熟地背出這一長串廣告詞。沒聽過的人，像這位歐吉桑可能還感到新鮮、有趣，但是對於每天聽、常常聽的家人，卻直呼受不了。

「柏叡！別再說了！安靜！爸爸，你叫柏叡閉嘴啦！」「真的是沒完沒了，以

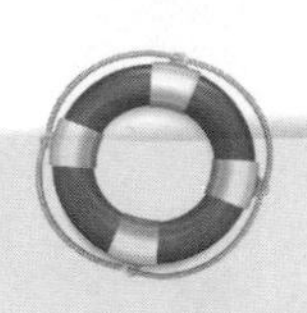

提升語言與溝通的祕訣指南

祕訣115　詞彙是否受限

前是阿瘦皮鞋，現在是全聯廣告，電視應該把它炸掉啦！」正在準備考試的哥哥，對於柏叡廣告式的疲勞轟炸，已經氣得忍無可忍。

「柏叡爸爸，不好意思問一下，柏叡放學回家是不是都在看電視？現在只要是上數學課，他就會開口唸那防颱三步驟：一、堆砂包，二、封門窗，然後去全聯。抱歉，應該是先去全聯。

「每次只要他一唸這句廣告詞，全班就哈哈大笑，竟然還有同學受影響，從家裡帶來全聯福利中心的塑膠袋，跟著做起模樣，你說這樣胡鬧叫我怎麼上課！」面對導師的不斷抱怨，來接柏叡放學的爸爸頓時臉紅、猛點頭、賠不是。

但爸爸也感到很無奈，「誰叫那一陣子颱風天，電視上不停地播放這段全聯福利中心的廣告。叫柏叡不學、不背起來還真難。」只是，爸爸知道柏叡背歸背，但他其實完全不懂廣告裡的內容在講什麼。

祕訣116　訊息讀取錯誤
祕訣117　讓話題導回可以理解的軌道上
祕訣118　注意聽者的反應
祕訣119　溝通意圖的存在

祕訣115

詞彙是否受限

你家裡的寶貝是否也曾經經歷這一段，不斷背誦著與情境不相符合的廣告詞？**請仔細留意，孩子的語言表達詞彙是否受限，或只是模仿在電視上所注意、記憶的內容，並重複在該內容仿說打轉。**

你可以在平時觀察孩子的語言表達，特別是當他有所需求，或遇到一些情境狀況時，在第一時間，他所能使用的詞彙是否符合當下的情境，以及所能使用的詞彙量是否豐富。

當然，你可能也會發現，有些語言表達能力更薄弱的孩子，可能無法整句整串地仿說、背起來，只是幾句特定的話在那轉來轉去，例如「咖啡、奶茶、紅茶」「帥帥」「你不乖、壞壞」等，表現出極匱乏的語彙。

祕訣116

訊息讀取錯誤

有時，你會發現一部分自閉兒總是擁有令人稱羨的超強記憶。無論是北歐童話、金庸武俠、哈利波特、日本動漫、大英百科、唐詩宋詞等，當然也包括像柏叡這樣的廣告達人。這些內容就像是復刻、拷貝一般，複製並留存在他們的記憶中。

但是，有時受限於聽覺理解能力較弱的關係，自閉兒總是容易將訊息錯誤解讀或扭曲，無法順利讀取及回應，使得塞滿記憶的內容無法順利應用在日常生活及人際對話中。

當你與這些孩子說話、聊天時，請仔細聆聽他們的回應內容是否答非所問，只是滔滔不絕地說出一長串上述所提及的記憶內容。例如，當你問他對於校外教學有什麼感受時，他卻可能回答你電影赤壁裡的對白，或者像柏叡一樣，又迸出那一句「防颱三步驟：一、堆砂包，二、封門窗，然後去全聯。抱歉，應該是先去全聯。」

祕訣117

讓話題導回可以理解的軌道上

你可以試試，當發現孩子總是反覆說著不符合情境的語句時，試著以他能夠理解的問題將話題拉回來，讓他能夠順利地回應你的問題，避免因無法理解你所問的問題，而又將腦中這些記憶檔案開啟，劈里啪啦像迴圈般說個不停。

例如當柏叡又說出「防颱三步驟：一、堆砂包，二、封門窗，然後去全聯。抱歉，應該是先去全聯。」時，你可以馬上轉移話題，問他：「柏叡，晚餐你是要吃麵，還是吃飯？」這時請觀察他的反應，如果他回答你：「吃麵。」你就可以將話題繼續延伸地問：「是吃哪一種麵？大滷麵？肉燥麵？餛飩麵？」讓話題導回他可以理解的軌道上，多少可以轉移他對於原先廣告詞的注意。

祕訣 118

注意聽者的反應

孩子喜歡反覆說同樣的話，有時原因可能來自於當他說了這些話，聽者在第一時間的反應，瞬時強化了他繼續說這些話的行為模式。無論是像柏叡在教室裡講話時，同學的哈哈大笑；或者站牌旁陌生歐吉桑對他友善的微笑與讚美；甚至於當家中國三哥哥受不了而被激怒的反應，**對於柏叡來講都是一種互動，而且是他可以掌握的互動**。只要他一說，就可以預期這些反應會出來。

祕訣 119

溝通意圖的存在

我們對於孩子總是反覆說著同樣的話，可能會感到力不從心，或者苦惱萬分。

但是，如果試著從這些話中聽見他的溝通意圖，多少能夠強化我們的溝通動力。

試著幫孩子說出他心裡的感受，特別是當他沒有辦法在第一時間以適當的詞句表達出來，而讓你無法理解時。這時，你真的得要試著猜猜看，以你的細微觀察試著去揣摩孩子的心意，並幫他說出來。**自閉兒不容易說，並不表示他就不容易懂**。

當你說對了，心意近了，當孩子感受到了，你會發現他的非語言表現通常顯得較為柔軟、平穩或愉悅。沒錯，或許我們可能猜錯、猜偏了，但這總是一次次的機會。或許，哪一天他也學會你曾經同理、反映給他的這些話，運用在適當情境上。

問題十七
當孩子出現重複話題

「老師你的車是什麼廠牌？是BENZ、MAZDA、OPEL、TOYOTA、VOLVO、MITSUBIHI……」「你知道哪一款的休旅車比較耗油嗎？你知道哪一廠牌的跑車比較耐撞嗎？」「你知道為什麼有些人很愛休旅車？因為它底盤很高，視野很好。」「你知道車子的保養項目有哪些嗎？我告訴你有機油、動力方向機油、煞車油、變速箱油、電瓶、火星塞、水箱冷卻液、輪胎……」對於搭捷運到學校的嘉怡老師，說真的，她一點都不想知道這些。

「阿飛你能不能聊一點別的，不要老是一直跟我談車子的事，你應該知道女生通常對車子都不太感興趣。更何況，老師從以前就一直是搭捷運到學校上課，找不開車的。」嘉怡老師慎重地強調：「聽好，我是不開車的。如果你以後還是跟我聊車子的事，那我就不理你了！」嘉怡老師並非真的想警告阿飛，但對於不斷聊車子這件事，她已經快受不了。

一聽到老師說「我就不理你了！」阿飛感到相當焦慮。因為嘉怡老師可以說是在高職裡最願意聽他說說話的人。「老師，你不要不理我，那我和妳聊別的，聊手機好不好？」

說真的，對於和被診斷為自閉症的阿飛相處，嘉怡老師常常會困擾的狀況，就是他不斷地在特定話題上重複，不會考量及察覺當下的情境是否適合，只是無盡地打轉，像漩渦一樣，讓聽的人有時像要掉入無底洞。面對阿飛經常說出一些與當下情境無關的內容，嘉怡老師常不知所措，不知是該繼續傾聽他說話、轉移話題，或是該馬上要求他不要再說下去。

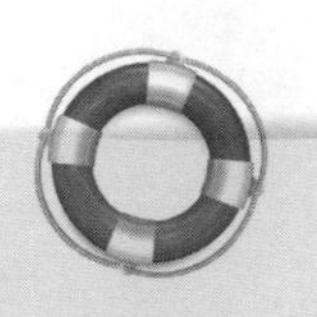

提升語言與溝通的祕訣指南

祕訣120 傾聽孩子的內在聲音
祕訣121 喜歡之所在
祕訣122 電影放映時間
祕訣123 社群分享

祕訣124　判斷他人的反應
祕訣125　伸卡球：延伸、轉移話題

祕訣120
傾聽孩子的內在聲音

我有一張特別喜愛的CD。這張CD唱著各式各樣數不清廠牌的汽車款式。我總是喜歡在腦袋中播放這張CD。

當老師及同學們第一次聽到這張CD，都會感到特別的新鮮、有趣，並常發出「哇塞！好厲害！」的讚嘆之聲。一開始，他們會說我是個汽車專家、像個汽車小博士、像一本汽車百科全書，或者大人們口中常說的汽車達人。當他們聽到第二次，依然會專注地聽我說，臉上並且再次告訴我：「你真的太厲害了」。

我常常喜歡按著repeat鍵，這張CD就這麼重複地唱著、唱著、唱著。第三次、第四次、第五次……當次數多得數不清時，他們就塞住耳朵不想再聽了。臉上總是寫著厭倦、無奈、煩躁，並且真的希望我閉嘴。

他們很想按住stop鍵，但常事與願違。這張CD仍然all repeat。

為什麼我總是喜歡重複播著這張CD，重複唱著這些歌？

有時或是我的語言表達弱了些，只會講這些；有時或許重複說著這些內容，可以讓我預期別人的反應，多少讓焦慮少了些；有時是這些刺激我特別感興趣，只有它能獲得我的注意；有時是我的想法固執了點。

重要的是，我常常會無法覺察到別人對這張CD的反應，我僅顧著repeat、repeat、repeat、all repeat。

也許當你們不再喜歡我重複播放這張CD，或許你們可以多製造一些容易吸引我注意的事物，多引導我，讓我對生活周遭其他的事物感興趣。

也許我的CD架上就會出現第二張、第三張、第四張……多到數不清的CD與話題。

你或許也開始會喜歡聽，我這張CD。

祕訣121

喜歡之所在

當孩子總是喜歡在特定的主題上盤旋，或許也是在告訴我們，這是他喜歡的所在，或關注的焦點。這一點，也可讓我們做為瞭解他們的生活與內心世界的開端。

例如當阿飛不斷地聊關於車子這件事，或許我們可以試著問問他：「阿飛，你為什麼這麼喜歡車子？」「如果你有車子你會想要做什麼？」「流線型的跑車讓你覺得很棒的原因是？」**以孩子能夠理解的方式，試著開始和他對話，或許他可以嘗試說出自己內心的一些想法或感受。**雖然可能片片段段，但是這局部如果逐漸一一拼湊，多少也能夠看見整體，關於他的內心世界。

祕訣 122

電影放映時間

如果孩子總是冷不防地老愛跟你聊同一主題，或許，你可以與孩子明確約定可以談論該話題的時間點，這就如同電影放映的時間，例如與阿飛約定每個星期三，上午第三節下課，有十分鐘的時間，在導師辦公室老師可以聽他分享關於車子的點點滴滴。

祕訣 123

社群分享

如果有一群人很喜歡你所聊的主題，這時或許就會有社群或粉絲願意聽你分享。**試著幫孩子找找或製造這樣的社群或社團。**或給孩子一些時間，讓他有機會分享給同學聽。當想說的話，遇對人，放對地方，這種感覺對於說與聽的雙方都是一種很棒的經驗。

祕訣 124

判斷他人的反應

當阿飛常常重複談論車子的事，但卻無法察覺對方已經表現出對該話題不想繼續聽下去的意願時，就需要引導他學習判斷他人的反應。例如對方的眼神、表情、手勢、肢體動作、聲音語調、說話音量或內容等，試著讓他熟悉，在哪一種情況下，表示對方想聽或不想聽這個話題。

祕訣 125

伸卡球：延伸、轉移話題

如果孩子仍然持續在該話題上滔滔不絕，建議你，改由你來發球，如同丟出一記伸卡球，改變球路，由你將話題轉移至其他的議題上。

例如當阿飛不斷聊到車子的話題時，你可嘗試將該話題如同八腳章魚般，不斷向四面八方延伸，例如從休旅車聊到喜歡去旅行的地方，再從旅行的地方談到各式各樣的民宿，或在地美食，甚至聊到觀光小城的投票，或各地的天氣預報。

關於話題延伸，一開始都是需要我們試著去示範與引導的，讓孩子有機會認識不同的窗，並慢慢開啟這些一扇扇存在於他所生活世界的窗。

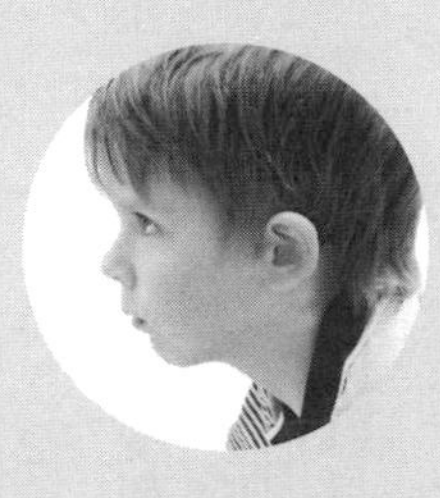

第四章 情境調適

對自閉兒來說，焦慮無所不在，焦慮也幾乎隨時存在。你可能很難想像，一切似乎再自然不過的事，為什麼對這群孩子來說，卻如同一場又一場的走鋼索，總是讓他們感到緊張、焦慮、擔心或不安。改變，縱使是非常微不足道的情境改變（謎之音：當然，這是一般人的觀察與認定），為什麼將自閉兒擺放在其中、暴露在該情境底下時，卻總是讓他們心裡感到為難？情緒需要隨著情境的改變而調適，但對自閉兒來說，當基本的日常生活需求表達都顯得困難時，何況是更細膩、又更複雜的情感表達？你的貼心考量，會讓他們安心；你的細心關照，你對情境變化的拿捏，將能讓這些孩子更自在。

問題十八
是否預告的兩難困境

「小剛趕快把外套穿一穿，我們現在要去外婆家吃飯。動作快一點，爸爸的車子已經在樓下等了。」媽媽一邊整理著大包小包，一邊催促著。但小剛不為所動，仍然坐在沙發上看著《自然圖鑑：600種動物植物觀察術》。「小剛，我不是叫你動作快一點，你是沒聽到是不是？」媽媽拉開嗓門對著小剛嚷著。

「你沒有說要去外婆家，你昨天沒有說。」小剛理直氣壯、眼睛也沒看地回答，隨後對照著書本上的字唸著。

「你聽見了嗎？鳥啼聲／蜥蜴穿梭草叢的聲音／樹葉飄落的聲音／蝴蝶揮動翅膀的聲音」「你看到了嗎？燕子掠過的身影／蝸牛爬上圍牆的痕跡／枝頭冒出的冬芽／水鳥腳印」

「幾點鐘了，你還有閒情逸致跟我唸書。現在不就告訴你了，還給我一直坐在沙發上不動，動作快！聽到沒！」此時，小剛完全不理會急著要出門、站在門外的媽媽。他持續對照著目錄，翻到〈尋找落葉下的昆蟲吧〉那一頁，並專注地看著。媽媽被爸爸猛按喇叭催促，焦急著不知該如何是好。

「你昨天沒有跟小剛說喲？」爸爸問著。「我想說只是回外婆家，又不是什麼陌生的地方，而且昨天忙著土地公生日拜拜，我哪每次都記得要告訴他。」媽媽有些無奈、委屈地說著。「那現在怎麼辦？」「你說呢？」「總不會要我打電話給媽媽說這回又要延期？你知道我這嫁出去的女兒很不好當耶。」

「小剛這孩子也真是的，幹嘛這麼斤斤計較，什麼事都要事先預告，又不是什麼大老闆在做大生意。」「可是凡事要預告好像也不對？」「上回打流感疫苗的事，我提前了兩個禮拜跟小剛說，結果他還不是鬧了兩個禮拜的脾氣，說不去就不去，什麼他抵死也不打預防針，要打你去打。這……我到底該怎麼辦？」「哎！自閉症孩子怎麼這麼難纏啊！」在說與不說之間，媽媽已經陷入兩難。

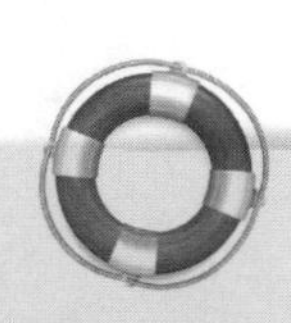

提升情境調適的祕訣指南

拒絕臨時預約

你會發現一件事，**自閉兒通常都不接受臨時預約**。有事，要交代事，請事先講，否則六親不認。或許你會抱怨，為什麼孩子這麼沒彈性？但遊戲規則先說好，對於自閉兒來說接受度會比較高，心情也會比較自在。

你可能會疑惑為什麼孩子總是這麼執著在必須事先講？預告，讓待辦事項提前列在自己的行事曆或腦袋中，一切依照流程進行，在預定的計畫中，讓所有的事如同行星在軌道上運轉，這樣的規律與速度，讓自閉兒在生活上，總是能夠平心靜氣。

祕訣127

預告時刻表

火車有時刻表，無論是對號列車，例如自強號、莒光號或復興號，當然也包括沒有對號的區間車，南上北下、西部幹線、宜蘭線、北迴線、東部幹線或南迴線都會詳列。在捷運候車月臺的跑馬燈，也會向你預告下一班抵達的時間是在什麼時候。同樣，電影院也會讓你知道每部影片在不同放映廳的電影播放時間，你也都可以事先查得到。

有預告，就容易有畫面。有畫面，心裡就可以先預演。**透過提前告知，讓自閉兒增加對活動的預期性，使他能事先有心理準備，減少因為不確定或無法適應情境改變而產生的焦慮情緒。**

祕訣128

預告的良辰吉時

「那我到底要選擇什麼時候講？」「一個月前？兩個禮拜前？一週前？前三天？當天？或乾脆什麼都不講？」這是許多父母感到頭痛的地方，也在在挑戰著我們對於孩子的瞭解程度到哪裡。**在時間點的選擇上，你可以參考你過去的經驗，來作為**

拿捏及調整的參考。

祕訣 129

有些事，別太早說

提前預告對於自閉兒來說，雖然是大原則，但是請你記得一件事，**對於孩子討厭、害怕或恐懼等不想做的事情，為了避免給自己帶來麻煩，建議你，不要太早講，**以免夜長夢多，讓容易焦慮的孩子在這段期間的情緒波動更大。

「小剛，媽媽跟你說，下個月十號，我們要回診補蛀牙，我先跟你說，不要到時候又怕痛，又吵著不要去。我已經跟醫生叔叔預約好時間，不能再跟人家反悔，要記得喲。」

當你提早在一個月前對小剛這麼說，試著想一想，在這一個月內，小剛可能會出現哪些反應？

祕訣 130

觀察預告後的反應

當你選擇在兩週前告訴孩子，說要帶他去河濱公園溜直排輪，這時，請觀察孩子是否對於這件事過度注意，是否出現自言自語、焦慮摳手或過度興奮等反應，有時你可以從孩子表達的說話內容來判斷。

例如口語表達差的孩子是否常常反覆自言自語：「溜直排輪，我要溜直排輪，直排輪，我溜，媽媽，溜直排輪。」或者，假設你身邊是個語言表達相對較好的自閉兒，他是否總是不斷地問你：「媽媽，溜直排輪那天會不會下雨？」「那天會不會取消，還是一樣舉行？」「中央氣象局預報怎麼說，溜直排輪那天會不會下雨？」「那一天，如果下雨，我是要穿雨衣，還是帶雨傘？」並因此讓你苦惱？當然，也可能有孩子在你提前說了之後，情緒及行為仍然維持穩定。或者你乾脆決定選擇不事先說，等當天突然要帶他去溜直排輪時，再來觀察他的反應，是自然愉悅地出門，還是焦慮地抗拒。

在你選擇說了之後，請仔細觀察他們接下來的反應。**孩子的這些行為訊息與反應，都可讓你知道下次預告時間點該如何微調，並從中找出屬於自己孩子的最佳告知時間（視不同的事情，而有不同的時間）**。

例如，假設你選擇在兩週前告知，卻發現孩子在這段期間不斷出現上述的自言自語或反覆詢問時，建議你，日後在類似的事情上，將告知的時間縮短，例如調整至一星期或三天前，再告訴他。

問題十九 當孩子面對新玩具

「真的搞不懂，在玩具反斗城買了這麼多新玩具，為什麼二寶就是連看都不看？人家大寶總是二話不說，馬上見了就拆？」媽媽疑惑著。

「是不是，大寶動作太快，讓二寶沒機會？」爸爸問著。

「應該也不是啊！好幾次我把新玩具，原封不動拿到二寶的眼前跟他說：『很好玩，一起玩喲。』結果，他還不是連理都不理我。」

「不然，你先拿二寶喜歡玩的樂高試試，或許他會主動拆。」爸爸給了意見。

「還不是一樣，像最近買的ＬＥＧＯ樂高消防補給站。新的耶，當時他連碰也不碰。」「倒是有些奇怪，大寶後來自己把那盒給拆了。當時，還被我大罵了一頓，為什麼老是愛搶弟弟的玩具。但是，你知道嗎？大寶的手腳快，沒一會兒功夫把那樂高給組了起來，放在書架上。結果，沒多久，二寶竟主動把樂高拿到自己的房間玩耶。」媽媽欣慰地說。

「我一直在想，是不是自閉症的孩子都是很念舊，一直都很復古，總是喜歡玩舊的玩意？」「但是，也不對啊！那一盒花了我五百九十九元買的LEGO樂高消防補給站是新玩具啊！這到底是怎麼一回事？我還真的被搞得有些糊塗了。」媽媽抓著頭困擾想著。

「但是，孩子的媽啊，二寶好像也不只是對新玩具如此耶，你不覺得每次只要是去新的地方，遇見新的人，或是嘗試新的經驗，他好像都是選擇自動關機。」爸爸似乎有著發現新大陸的感覺。

「那怎麼辦？難道都只能買二手貨？都只能玩舊的東西？都只能到去過的地方？與認識的人見面？這不是挺麻煩，也無趣嗎？」「也不對啊！」媽媽突然放大音量。「每個舊的東西、去過的地方、遇見過的人，不都是從新到舊嗎？」愈說媽媽也愈糊塗了。

自閉兒面對「新」這回事，總是退避三舍。自閉兒接觸「新」這刺激，總是伴隨焦慮。這些「新」，無論是新玩具、新人物、新刺激、新環境、新經驗，對自閉兒總是深感陌生。因為陌生，所以需要一些時間來熟悉與調適。「如何誘發自閉兒願意接受新玩具？進而開始願意玩玩具？」媽媽苦思著。

提升情境調適的祕訣指南

祕訣131

讓玩具被看見

當你準備給自閉兒玩新玩具時，請試著先把這些玩具暴露在他的視線範圍內，但是先不要急著打開或拆開。先放著，**當自閉兒有興趣，他就會選擇觀看，如果沒興**

趣，你強迫他注意也沒用，不如試著先讓他覺得這玩意對自己沒有威脅性。強迫，總是令人退卻。至於這些新玩具需要擺多久？這一點就看孩子是否注意或有無反應。

秘訣132　大人先動手玩

如果自閉兒仍舊無動於衷，這時你就啟動下一個步驟，改為大人自己先動手玩、動手做。**基本原則仍是漸進、漸進、漸進，一步一步來，給自閉兒一些時間適應這些新刺激。**大人先動手玩，不需要強迫自閉兒也要馬上玩。你可以在一旁先玩給他看，或玩一玩，拿到他的眼前晃一晃，同時，觀察他是否出現注意或迴避反應。

秘訣133　要求出沒，注意！

請記得，剛開始時，先不要對孩子有太多的要求或限制。例如「二寶、二寶，趕快來玩，很好玩喔！二寶，趕快來玩，二寶。」或「二寶，不對！不對！不對！那個樂高不是放在那邊，你那樣放，不對！不對！」這樣做，只會讓孩子更遠離這個玩具。

秘訣134　放慢速度

有時，你可以放慢你拆玩具包裝的動作，甚至慢慢把玩你眼前的玩具。把速度放慢二分之一、三分之一，必要時還可以突然停格。**讓慢動作把孩子的眼界拉過來，慢慢吸引出他對玩具的興趣。**

祕訣 135

新舊玩具混在一起玩

當新玩具（例如樂高消防補給站）與舊玩具（例如超級停車場）混合在一起時，有時也可以拉近孩子對於新事物的距離。雖然，孩子可能會獨鍾舊的玩具，而忽略新玩具的存在。但是，就像感情需要培養一般，有些事總是需要時間來醞釀。

祕訣 136

玩出大樂趣

讓玩具玩起來感覺非常有樂趣，是我們大人所需要練習的功夫。常常會聽見父母為難地說：「不好意思，我自己也不太會玩耶。」但正是因為如此，所以大人更需要能夠先開始玩起來。**特別是當你真的玩得很投入、也充分展現出樂在其中的模樣時，你的愉悅與笑容，一定有機會把孩子的注意力給吸引過來。**

祕訣 137

移除分心事物

當你把新玩具拿出來之前，請記得先移除容易引起孩子過度注意的刺激物。否則，當孩子鎖定他自己感興趣的東西後，才要讓他的目光接著轉移到你希望他進行的事物，這時，難度會加高。

由於自閉兒在接觸新玩具時，常反應出不自在的情緒反應或逃避行為，同時，容易四處走動或自我刺激，所以，如果你要移除或拿掉這些物品，請事先進行，或在他不注意的時候做，否則你要有心理準備，他可能會出現激烈的情緒反應向你抗議。

祕訣138

角落運用

為預防孩子走動離開，此時，你可以善用角落原則。也就是讓自閉兒坐在角落裡，大人則選擇面對角落坐著，並與他面對面。**透過牆壁夾角所形成的物理空間限制，以減少自閉兒四處走動的機會，以及簡化眼前的視覺刺激量。**

祕訣139

順勢導入遊戲中

當你發現孩子願意坐下來，甚至看著你時，你可以順勢將他引進遊戲中。例如當你在蓋積木城堡時，可隨手給孩子一些積木，將積木放在他的眼前，或交付到他的手上，**不一定需要開口要求他，但你可以選擇請他一起幫幫忙蓋城堡**。這時，你可以觀察孩子的反應是接受？是拒絕？是模仿大人？還是以自己的方式玩創意。

問題二十
當孩子出現分離焦慮

「為什麼小澤這孩子的情緒這麼激動？動不動就咬自己的手，還頭撞地板，真的是嚇壞我這個做阿嬤的，難道他都不會痛嗎？」

「我想他應該也是情非得已吧？哪個孩子想要讓自己這麼疼，你沒看他臉上的表情那麼地痛苦？」

「說真的，看得真令人心疼。」「唉！我這兒子與媳婦也真是的，明明知道小澤有自閉症這毛病，需要人照顧，結果竟然還跟公司員工旅遊到普吉島一個禮拜，把小澤放給我這快七十歲的老太婆帶。唉！還真是孝順啊！」阿嬤對著隔壁的季媽媽抱怨著。

「可是，小澤平時不是挺溫和的嗎？以前也沒見過他情緒有什麼激動過，怎麼這回的脾氣會變得這樣差？」季媽媽有些不解地問著。

「這我也感到有些糊塗。我兒子和媳婦這次出國前，還在想，為了避免小澤想爸媽，決定把出國這件事瞞著他，在出門前一天才送到我這裡來，心想有疼他的姑姑陪著、照顧著，應該比較沒事。誰知道，我大女兒下班在家陪，小澤也鬧。出門上班我陪，小澤也鬧。孩子在學校，也鬧。

「唉！其實要照顧小澤這孩子，說真的，我兒子和媳婦也挺辛苦的。這回他們要出國，還一直在猶豫到底該不該出去。畢竟，一直以來小澤也沒離開過他爸媽這麼長時間。我媳婦還特別到學校問過老師，他們夫妻倆是否可以出遠門，擔心出遠門對小澤會有什麼影響。誰知道，老師說小澤已經六年級應該懂事了，也應該要獨立了，也鼓勵我媳婦應該讓自己喘口氣，休息休息，出國走走。唉！誰知道，結果竟然變成這副德性。」阿嬤抱怨著。

「難道家裡有自閉症的父母都不能出遠門喲？還是每次出遠門都要把孩子帶著？如果是這樣，那不是挺累的，而且出國開銷大喲。」季媽媽有些疑惑，並繼續說著。「我想，應該是小澤想爸媽，又不會說，情緒才這麼激動吧？不然，眼前的小澤，模樣還真的與之前完全不一樣。所以，下回就不要瞞著他了。否則，他心裡自顧自地擔心、想念爸媽，又不會說。放在心裡，不是挺難過的？」

提升情境調適的祕訣指南

祕訣 140

關於分離

分離對自閉兒而言到底是怎麼一回事？很多時候，一般人總以為這些孩子對分離應該沒有特別的感覺，但事實並非如此。**無法順利表達內心的想法，並不表示孩子們就沒有感覺。**

有些自閉兒隨著年齡的成長，在依附關係的發展上，還是能夠發展出部分對於主要照顧者的情感依附，甚至表現分離焦慮。只是他們通常所呈現出來的方式，我們不見得能夠理解、看懂。但看不懂，觀察不出來，並不表示孩子就沒有分離焦慮這回事。

這些孩子遇見挫折時，並不是那麼容易向他人求救，就像小澤一樣。雖然已經六年級，但是並不表示他能夠很清楚地向他人說出自己想念爸媽、擔心爸媽，因為沒有看見爸媽而可能生出的擔心或焦慮。如果日後與孩子有長時間的分離，建議你在平時可以先採分段、短時間的分開，讓他逐漸調適。

祕訣 141

誠實告知

換個角色，如果今天是你小澤，你希望爸媽在遠行之前能夠清楚地讓你知道，還是隱匿不說？或許你會想：「太早告訴他，或對他說得太清楚，會不會反而夜長夢多？」

雖然，對於自閉兒來說，對於他不太喜歡或接受的事情，太早告知，的確是容易造成他們的過度焦慮。但除了說的時間點外，重點還在於怎麼告訴孩子，關於爸媽即將出國一個禮拜這件事。

祕訣 142

事前分享

當你決定自行出國，或許你可以在事前透過網路或照片，和孩子進行分享。例如你可以讓小澤瞭解台灣與普吉島的相關地理位置，你也可以讓他知道你們即將住宿的飯店（例如中央廣場西沙別墅度假村 Centara Grand West Sands Resort & Villas），或讓他看看即將前往的海灘照片等。**試著以愉快的心情，和孩子進行分享。**讓孩子對你出國的事也能有個譜。

祕訣 143

幫孩子說出心裡話

如果你出門在外會想念孩子，說真的，孩子也會。只是他的表達方式可能需要你更敏銳地去體會與觀察。面對低口語的孩子，試著幫他說說心裡的感受。**有時，孩子在你平時常能同理他的情況下，甚至也能夠仿說，或使用你曾經對他說過的話。**

祕訣 144

轉移注意焦點

除了幫孩子說出心裡可能想念爸媽的感受，同理他之外，**或許你可以把焦點放在因為你的出國而可能帶給他的另一種期待，例如小禮物。**「小澤，媽媽跟你說，下星期一爸爸和媽媽會去普吉島一個禮拜。回來時，我們會帶回你喜歡吃的腰果喲。」

這時，你可以事先上網，將你要去的Sri Burapa腰果工廠的腰果照片下載，先讓小澤看。讓他把對你出國的注意力，從想念你，轉移至對腰果的期待。

祕訣145 倒數日期

自閉兒對於尚未發生、即將發生，或已經發生的事物，總是需要高度的結構化與視覺提示。當你決定開口跟孩子提及出國這件事時，你也可以同時將行事曆、桌曆或日曆擺放在孩子視覺可及之處。

你可以把決定出國與回國的日期，用紅筆清楚地標示出來。同時讓孩子透過上述這些行事曆，清楚地知道，還有幾天爸媽就要出國，還有幾天爸爸媽媽就會回國。**能夠掌握的事，對於自閉兒總是有安心的作用。**

祕訣146 臉書視訊分享

如果你善於使用電腦或網路，或許你可以把在國外旅遊的照片，透過臉書塗鴉牆，即時與孩子分享（例如晚上由姑姑在家協助小澤透過臉書觀看爸媽的旅遊照片），甚至用即時視訊畫面都可以。

問題二十一
當孩子出現激動情緒

「雖然，常常有人抱怨說，我不能懂你們的心。但是說真的，我也不知道該如何好好表達自己的感情。

「我的情緒不是只有生氣這兩個字，但你們似乎認為我總是如此。而我自己也常常搞不清楚。

「我也想要讓情緒能夠適時抒解，就像有人總是將喜、怒、哀、樂寫在臉書的塗鴉牆上，有出口，有人看見。

「你們老愛說我像頭受傷的獅子容易歇斯底里，驚慌失措，四處亂竄。其實，我也不愛這種失控的感覺，甚至害怕這種不屬於我的感覺。」

導師Irene試著在電腦上，打下這些自我對話，讓自己去揣摩班上患有亞斯伯格症的子濤，他的內在情緒到底是什麼模樣。

她知道，眼前這孩子多數時間都溫馴如綿羊般，特別是當整個情境讓他自覺處在安全的舒適圈時，例如一個人的英文朗讀、寫作或閱讀。

但有時，因為分組，閱讀節奏突然被迫改變，或聽見同組的同學與自己不同的意見，或者事情似乎無法依照自己預期的方式進行時，子濤的情緒就容易像頭受傷的獅子，誰也不認誰。

英文課分組時，常有同學不斷反應：「Irene老師，我們不想要與子濤同一組，每次不順他的意思，他就生氣，愛批評。他都沒有想清楚自己的想法有多麼地奇怪。情緒管理那麼差，誰願意與他同組。」這樣的聲音，只要遇到一分組，就又重來一次。

也因此，Irene老師最近特別熱衷於參加校內外的特教研習，並從網路上的文章閱讀中，嘗試認識這群在泛自閉症的光譜裡被診斷為亞斯伯格症的青少年，在情緒因應的這個環節上，到底是怎麼一回事。

腦海裡，Irene老師逐漸有了輪廓。她發現，這群孩子在學科語文上可能是頂尖的，但是在內在情緒表達的能力上，卻相對受限，同時在情緒的自我覺察上也不理想。這也往往讓同學抱怨：「他為什麼都不自己照照鏡子，了解自己是怎麼一回事？」此外，想法與思考的固著、缺乏彈性，連帶地使他們在問題解決上也使不上力，一旦面對壓力，在因應與調適上的辛苦程度，可想而知。

Irene老師思索著，在子濤的情緒管理上，自己可以如何助他一臂之力。因為她了解，身為與子濤更互動相對頻繁的導師，如果連自己都不願意來嘗試認識他、幫助他，更何況是相處時間短暫如浮萍的其他科任老師，又怎麼有心思去協助他呢？

Irene老師不想總是事後補鍋，因為這樣的話，子濤還是會不斷一次又一次地經驗情緒傷害。她知道這些孩子的情緒癒合能力總是比較差些，也易感些，所以在陪伴情緒的這段路途上，她想要預防，事先做一些功課。

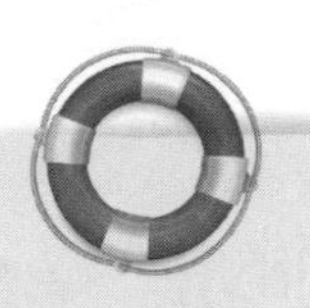

提升情境調適的祕訣指南

祕訣147　情緒引爆前一秒
祕訣148　觸動能力所及
祕訣149　反映情緒感受
祕訣150　複製先前好經驗

秘訣 147

情緒引爆前一秒

Irene老師開始試著回想子濤情緒引爆的前一秒。有時，我們認為這些孩子總是莫名其妙、亂發脾氣，並感到毫無頭緒。但她發現，至少很快地倒帶回想前一刻，在現場情境中，是否有任何明顯的人、事、物出現變化。例如教室裡突然有同學開玩笑尖叫、或沒經過允許故意碰觸他的物品、或總是有人老愛對它伸出手指、彎著腰、狂笑等。

在一次一次的嘗試中，Irene老師敏銳地去觀察子濤情緒變化的前置因素，**找出誘發他負向情緒的可能原因，再從中去進行介入或預防**。這時，誤觸地雷的機率少了些，子濤的情緒狀況也穩定些。

秘訣 148

觸動能力所及

Irene老師也察覺到，子濤常低估自己的能力，並因而嚇到自己。當子濤自覺被要求的事情似乎超出自己的能力時，焦慮總是伴隨而來。這從他老是摳弄著手指頭、不時咬著衣服領口、袖口，及偶爾拔後腦勺頭髮的舉動中約略可以看出。**這時，Irene老師會試著調整上課的內容，讓子濤透過理解，把情緒調回穩定線。**有時，也會給他表現的機會，同時觀察情緒反應，再決定如何微調對他的要求。

祕訣149

反映情緒感受

Irene老師知道，要讓子濤清楚地說出自己的內心感受，是有些挑戰。Irene老師試著去感受他的情緒，也調整自己過去的習慣，不再像個黑色大刷子一般，總是籠統地對他說：「你的心情看起來很棒喲」、「老師覺得你心情不太好」，而模糊掉他的情緒。

同理、幫孩子說出心裡的感受，並清楚地反映出他當下的情緒，無論是傷心、難過、沮喪、厭惡、愉悅、焦慮、忌妒、羨慕、開心、高興等，這是Irene老師在幾次的特教研習中，常聽到講師不時耳提面命的要點。有時，她也會自問在教學的這段路途上，自己是否曾經有這樣同理過。Irene老師試著想要再次啟動這個最基本，不容易做，但是卻一定得做的「同理」態度與技巧，特別是對於眼前這個陌生的孩子。

當開始嘗試猜測眼前這個被醫師診斷為亞斯伯格症的大孩子，他的想法與感覺時，**Irene老師會特別仔細觀察他的反應，無論是臉部表情、肢體動作，甚至於眼神的專注等，來判斷自己的猜測是否接近他的心情，是否讓他能夠感受到自己對他內心的瞭解**。雖然，Irene老師知道自己一切都還是在學習中。

祕訣150

複製先前好經驗

Irene老師發現自己其實不用捨近求遠，她決定自己靜下心來先回想，子濤先前出現的好情緒，總是在什麼樣的情境。例如每節下課拿著毛巾到走廊上，扭開洗手台上的水龍頭，沾濕毛巾後，自己輕輕擦拭著臉。往往這時，子濤就會露出滿足的笑容，嘴角微微上揚、兩眼細細瞇著。從這裡找線索，從細節中去探究成功經驗。**當然，好經驗就該好好複製，讓它能夠時時出現**。Irene老師想著，或許這是基本的開始，在陪伴孩子情緒的這段路途上。

問題二十二
當孩子缺乏情緒辨識力

「崔太太，你家涓涓長得真甜，常常微笑著。搬來這麼久，好像都沒看見她生氣呢？你們的家教真好，不像我和胖胖他爹常吵架，結果自己的胖娃兒，暴躁脾氣一個。」從山東遠嫁到台灣的陸媽媽，總習慣來串門子，今天也不例外。

「喔！對了，不好意思問一下，你家涓涓是孤獨症是吧？喔，我是聽隔壁汪嬸說的。孤獨症，就是你們台灣說的自閉症。只是我好奇的是，台灣的孤獨症脾氣都這麼好嗎？不會生氣嗎？我們家鄉的孤獨症好像不是這樣子耶？」

崔太太尷尬地望著陸媽媽，這個疑問，其實也一直困擾著她。「涓涓不生氣，到底是好還是壞？」「她是真的不生氣，還是不知道該如何表達出生氣？」「難道，一個人的情緒一定要很複雜，才自然嗎？」「我到底該不該故意惹涓涓生氣？」

媽媽曾經和治療師討論過這個問題，「為什麼涓涓都不會生氣，這樣好嗎？」

「如果被人欺負，也微笑著，會不會讓對方覺得開涓涓的玩笑是可以的？」

治療師平淡地回應著：「通常自閉症的情緒表達能力有限，喜怒哀樂的情緒反應往往不適當。常常不該出現時出現，該出現時又不反應。畢竟，常微笑，對孩子社交互動也是一種好事。」

特別是最後這一句話，往往也讓媽媽遲疑：「我到底該不該那麼在意涓涓的不生氣這件事？」

不過，資源班的明珠老師認為：「多少讓涓涓學會辨識各種情緒，無論是對於瞭解別人，或是練習表達自己都會是一種好事。」媽媽聽了這樣的說法，似乎也感到自己有了比較清楚的方向。「嗯！常微笑是一種好事。讓涓涓學會情緒辨識，也是一種好事。或許，這兩件事，彼此也沒有什麼衝突。」但更重要的是，媽媽決定與明珠老師一起為涓涓的情緒反應多做一點事。

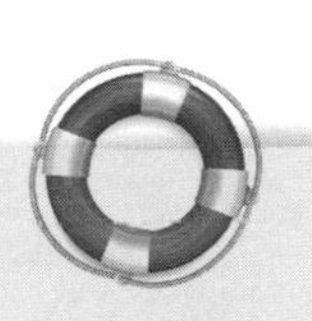

提升情境調適的祕訣指南

祕訣151 多彩多姿的拼豆聯想

祕訣152 腦力激盪情緒
祕訣153 架上的情緒罐
祕訣154 情緒小石頭
祕訣155 熟悉情緒覺察的規則
祕訣156 情緒視覺化呈現
祕訣157 情緒經驗連結

祕訣151

多彩多姿的拼豆聯想

明珠老師知道，**涓涓的情緒一定不是僅僅像媽媽說的不會生氣或沒有發怒，這麼的簡單。**情緒就像是教室裡那一桶「Perler拼拼豆豆」一樣，裡面裝滿四千八百顆彩色豆豆一般複雜，但是又那麼地迷人。這是明珠老師開始學習去同理、反映涓涓的情緒時，自己所感受到的一件事。明珠老師決定運用一個一個小小玻璃罐，引導涓涓一起進行各種情緒的辨識練習。

祕訣 152

腦力激盪情緒

明珠老師找了個時間，**自己先腦力激盪，在標籤紙上寫一些關於情緒的字眼**。她知道，這些情緒形容詞，對於涓涓來講，大部分可能都相當陌生，例如快樂、興奮、愉快、高興、開心、歡樂、喜悅、舒暢、滿足、平靜、雀躍、痛快等正向情緒；或難過、害怕、痛苦、委屈、後悔、討厭、生氣、傷心、害羞、嫉妒、悲傷、擔心、孤單、無聊、煩躁、寂寞、恐懼等負向感受。

祕訣 153

架上的情緒罐

這道動作為什麼必要？明珠老師知道，因為你所遇見的人，情緒反應是相當複雜的，或許涓涓的情緒可能就是限量那幾罐。但如何讓涓涓懂得這一罐一罐的玻璃罐到底裝了什麼情緒，是明珠老師接著要傷腦筋的地方。

她決定要用涓涓最熟悉的方式來讓她學習辨別，**除了貼上情緒文字標籤外，明珠老師決定自己在這些文字旁畫上情緒表情的塗鴉**。當然她也知道，不要一下子放上這麼多玻璃罐。「就從涓涓現在常出現的一些情緒開始吧！」明珠老師這麼想著。

祕訣154 情緒小石頭

想像孩子的情緒架上擺放著這些小小玻璃罐。接著你可以選一些彩色小拼豆或小石頭，或是小彈珠或糖果。**讓自閉兒開始練習定時辨識自己的情緒，並將這些小東西放入到這些瓶罐裡。**

例如感覺自己現在是哪一種情緒（關於這部分，一開始一定需要大人來示範、引導），並從眼前的五個玻璃罐，開心、生氣、傷心、緊張、平靜等，選擇一個自己認為的情緒，把小拼豆或小石頭放入玻璃罐中。

這裡提到的定時，可以是結構性的整點、下課鐘響、設定每隔多少小時，或早上起床、晚上睡覺前都可。當然，隨性一點，視當下的情境，想到就放這樣的情緒石頭或情緒糖果，也無所謂。只是按部就班，對於自閉兒的習慣模式建立還是保險些。

想像這些情緒糖果有各種口味，當自閉兒每一次放入這一顆顆拼豆、石頭或糖果時，也是不斷在練習自我情緒的覺察與辨識。

祕訣155 熟悉情緒覺察的規則

先不要自我設限，認為孩子做不來，你可以先引導孩子讓他熟悉這些規則。自我覺察為什麼對於情緒管理相當重要，就像孩子看著自己眼前的這些瓶瓶罐罐裡，逐漸有不同數量的情緒糖果在累積。

祕訣 156

情緒視覺化呈現

把情緒以視覺化具體呈現，就像孩子眼前一罐一罐裝著不同數量的情緒糖果罐。讓孩子試著看看自己的哪一罐情緒糖果比較滿？例如開心口味糖果罐七分滿，緊張口味六分滿，生氣口味竟然多一些八分滿，傷心口味不多三分滿，平靜口味也有五分滿。**哪些口味要多一些，哪些口味要少一點，可以試著讓自己調整看看。**

祕訣 157

情緒經驗連結

把一罐一罐的情緒糖果罐逐一拿在孩子的眼前。開始試著問：「涓涓，做什麼事情，你會開心？」「涓涓，遇見什麼人，你才會開心？」「涓涓，什麼時間，你才會開心？」「涓涓，去哪裡，你才會開心？」「涓涓，為什麼你會開心？」「涓涓，如何做，你才會開心？」並以此類推。

你可以試著運用5W1H（What, Who, When, Where, Why & How）方式，逐一與孩子的情緒糖果罐相連結，讓彼此對於情緒的經驗更密切（如果孩子無法順利表達，你可以試著先幫孩子說出來）。

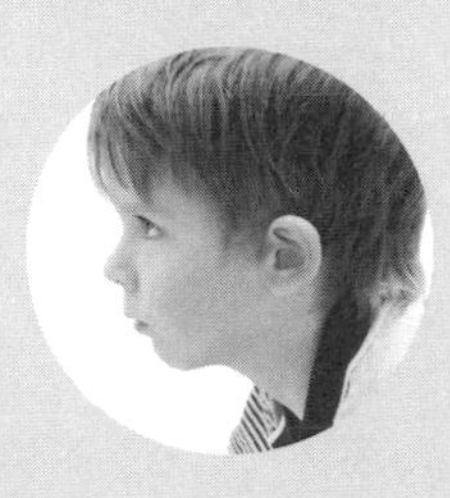

第五章 親師溝通與學習

親師溝通是一門很深奧又微妙的藝術，在一來一往的對話、交涉、互動過程中，並不等同於一場又一場的零和競爭。你輸，我贏；你贏，我輸。而是讓親師雙方在溝通上，能夠為孩子找到一個最佳的平衡點，營造最佳的學習狀態，在維繫自閉兒與班上同學該有的學習權利之外，同時讓家長熟稔自閉兒在校園的學習狀況，而老師也能夠迅速掌握與了解孩子的身心特質，使得自己在教學上更得心應手。當自閉兒即將跨入或已進入複雜的校園環境，無論是幼兒園的試讀、是否申請緩讀、陪讀、普通班或特教班的兩難等抉擇，甚至於幼小銜接等關鍵議題，在在都考驗著親師雙方的智慧、態度與經驗值。

問題二十三
幼兒園試讀法則

「園長，沒關係，我知道了，謝謝你的說明，不好意思打擾你了，我再試試其他幼兒園看看。」Hank媽媽將電話掛上。這已經是一個禮拜內，第七通被拒絕的電話。另外一通，對方請媽媽稍待一、兩天，等幼兒園內部討論、溝通後，會再主動電話回覆。

媽媽無力地向爸爸嘆氣：「為什麼幫Hank找個幼兒園會這麼困難？有的說我們幼兒園空間太大，擔心孩子會亂跑，危險，不好照顧；有的回教室太小，小朋友太多，顧慮Hank可能無法適應。有的一聽到Hank是自閉症，就馬上說招生滿額，或說老師沒有特教背景。委婉一點的則反應園內老師有訓練，但是班上已經有其他發展遲緩的小朋友就讀，怕人力照顧不夠周延。」

「乾脆先不要提到自閉症這件事，先問問可不可以試讀，你覺得怎樣？」爸爸向媽媽提了這個建議。「這不行啦，你也知道Hank的行為表現是瞞不住老師的啦！到時候，人家幼兒園請我們去試讀，結果一到之後發現是自閉症，這樣老師會反彈啦！會認為家長為什麼要隱瞞不說，到時候幼兒園當場拒絕那不是很尷尬。」媽媽搖搖頭，馬上回絕爸爸這個想法。

「您好，這裡是寶貝幼兒園，請找Hank媽媽。」拿起話筒的媽媽感到有些緊張，吞了吞口水回答「我是」，但腦海裡卻感到一片空白，媽媽似乎不敢、也很怕聽到那可能的拒絕答案。

「媽媽，上午老師開會後，已經討論出結果，請媽媽明天上午帶Hank來試讀三天，我們先觀察他的行為表現與適應狀況，再來決定他最後是否確定要留在這裡就讀。」這突如其來的試讀機會，讓媽媽掛上電話後，心中仍然有些悸動。但是，媽媽接著開始擔心起來，「那如果試讀時，Hank表現不理想，那不就……」這時，媽媽強迫自己不要再想下去。

提升親師溝通與學習的祕訣指南

祕訣158

父母先陪同

當自閉兒選擇在幼兒園試讀時，建議第一次先由父母陪同入班（現況大都是媽媽扮演這角色，但請先經過老師同意）。**在入班的過程中，父母先採被動的方式，在孩子的視線範圍內，但不見得一定要在孩子身邊。**

當孩子黏附在你身旁時，請記得仍然伸出你溫暖的手臂予以擁肩或搭背，或輕觸孩子的身體給予情緒的安撫（依你先前安撫的成功經驗）。如果孩子主動接觸人、事、物，或參與課程，配合指令活動，你則選擇不介入，僅在旁觀看。

祕訣159

認識慢慢來

有時，自閉兒在這之前可能沒有接觸過這麼多的孩子。因此，在認識小朋友這件事，請慢慢來。**你可先在旁陪伴自閉兒，觀看一般小朋友活動，或先與固定一、二位小朋友進行平行遊戲（玩相同的活動，但沒互動），逐漸累積適應的能力。**

祕訣160

熟悉的角落

當你的孩子有機會第二天、第三天在同一家幼兒園試讀時，建議可與老師溝通是否能夠先讓孩子待在特定的區域（例如在蒙特梭利幼兒園的特定學習角落），先讓他接觸所熟悉的教材內容（例如積木堆疊或拼圖拼湊等），視其情緒及行為穩定狀況，再逐漸讓其參與班級課程。**再次強調，與同儕的接觸真的急不得。**

祕訣161

擅長的事物

熟悉的事物總是能夠讓孩子感到安心自在，特別是當處在陌生的情境與環境中時。建議父母可以事先將孩子所擅長的、感興趣的、能夠專注與持續的活動與能力先和老師分享，讓幼兒園老師也能夠有所準備與因應。

畢竟，實務上，對於幼兒園老師來說，在目前的師生比，以及對於特殊幼兒的瞭解與教學仍有待提升的情況下，當老師突然接觸自閉兒，總是容易產生教學壓力。這股莫名的壓力通常來自於對自閉兒的不瞭解，以及很容易將注意力聚焦，或過度放大在他們的負面經驗上。當然，這也容易相對造成自閉兒在試讀上的失敗經驗。

提醒你，試讀期間並不表示我們只是向老師傳達自閉兒不利的訊息，有時從孩子的正面經驗著手，總是能夠讓入學適應事半功倍。一點點的小介入，換來孩子大大的適應。

祕訣162 急迫的代價

在與幼教老師分享時，我常常會提到一件事：**「是自閉兒的情緒、行為表現真的不適合幼兒園，還是在試讀時，因為我們不瞭解自閉兒的特質，要求他比照其他小朋友跟上進度，做同樣的事，而造成他的適應問題呢？」**

當大人太急著讓自閉兒馬上參與陌生的班級情境，有時，容易因情境適應問題而讓孩子衍生出焦慮情緒，特別是躁動、自我刺激、或自言自語等問題，而嚇壞了未曾接觸過自閉兒的幼兒園老師。此時，被婉拒入園的機率將會增加，因而讓自閉兒父母們再次經歷被拒絕的沮喪、無助感、無力感、無奈等心情。請記得，自閉兒是需要比一般小朋友更多的時間來適應新的環境與情境。

祕訣163

漸進的原則

雖然是試讀，但不建議你馬上要求自閉兒隨即參與班級裡的例行性活動，除非你發現孩子能夠立即參與（可依你下指令後，孩子的反應來判斷）。自閉兒初次接觸幼兒園，就如同我們面對發燙的鍋子，在適應與調適上，你會漸進地輕輕觸碰鍋身，不讓自己的手燙到，待鍋子冷卻後，你再動手拿取鍋子使用一樣。或者你也可能先以防燙手套（如同父母陪讀一樣）將鍋子拿到一旁，同樣等待冷卻。這一段漸進式的融入需要多久，視不同孩子的融入條件而有所改變。但請記得，試讀這件事，一切都得慢慢來。

問題二十四

當發現孩子疑似自閉兒

「園長，你不覺得上週剛來白鷺鷥班的Joe怪怪的。從進來到現在，眼神很少和我接觸。話也不多，常常都獨自一個人窩在工作區的角落，也不太和其他小朋友玩遊戲。臉部表情的變化也很少，常顯得呆滯或一副驚恐的模樣，好像我會把他吃掉一般。」Alexis老師說著。

「問了Joe媽媽，她一直解釋在家裡不會這樣。她還說，或許是剛來幼兒園唸書，陌生、害羞吧。但是，我總覺得Joe哪裡不對，又不好意思直接告訴媽媽，看看是否該找個時間，帶他去醫院評估。」

「Alexis這麼直接說，不太恰當吧。免得讓家長覺得我們在推卸責任，總是說孩子哪裡有問題。現在父母的孩子少了，每個人都疼得不得了，到醫院這件事，還是謹慎一點比較好。」園長提醒。

「園長，那你覺得我們大概要觀察多久，再跟父母講會比較好？」Joe媽媽一直說給他一些時間，他就會適應了。我也想多觀察一些時間，只是以前系上的早期療育老師有提醒過孩子療育的黃金時間。」

「我也很擔心，時間拖久之後，或許也可能沒事。但是，如果最後發現有事，會不會也錯過Joe的黃金治療期。如果是這樣的話，那我真的會愧疚耶。」

「怎麼辦？園長給個意見吧！不然到時候，連廚房阿姨、娃娃車司機叔叔都看得出來Joe不對勁，那就糗大了。到時候，Joe父母一定會抱怨，為什麼我們不早點跟他們說，怎麼那麼沒有專業，竟然觀察不出來。」

Alexis老師心想：「為什麼發現這件事很重要？有些自閉症幼兒能夠在一、兩歲階段就被發現。當你能適時發現，有動機幫助孩子改變，孩子就有機會在零至三歲的黃金發展階段有所蛻變。」

「這些敏感很重要，特別是當你發現孩子的行為表現，有說不出來的不對勁。這樣的疑惑，千萬不要慣性地擱著，否則時間就像高鐵般朝前方呼嘯而過。當你再次停留佇足，孩子往往錯失黃金發展的契機。」

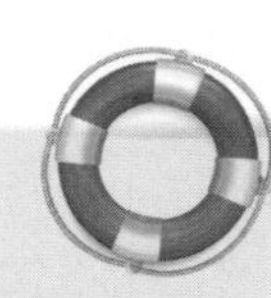

提升親師溝通與學習的祕訣指南

祕訣164

「大隻雞慢啼」禁止

許多父母、祖父母或主要照顧者，往往從孩子會不會說話，當做發展判斷的指標。有時孩子正值一、兩歲多的幼兒階段，你可能還抱持一絲希望等待他日後能順利開口說話。**但千萬不要踏入「大隻雞慢啼」的期待與陷阱，許多遲緩兒往往就這樣被錯過。**如果大隻雞最後不啼，怎麼辦？

秘訣165

關鍵發展指標

除了說話及語言能力是否出現這件事，建議家中有嬰幼兒的父母，嘗試留意孩子下列的關鍵發展指標。

如果你發現孩子對於你的表情、說話、肢體互動或情緒沒有明顯反應，也不感興趣。

如果你發現抱著孩子時，卻感受不到他與你的情感交流及互動（這種感覺有如抱著木頭般）。

如果你發現孩子眼神常逃避與人接觸，甚至於有所需求時，也不會主動回應。無論是語言、手勢或眼神。

如果你發現孩子感興趣的物品或食物被你取走時，他卻總是輕易放棄，頭也不回地離開。不帶任何情緒表情，或情緒反應過度強烈而尖叫。

如果你發現孩子像無頭蒼蠅般，缺乏目標行為、四處遊走。同時，也看不到符合一、兩歲幼兒的功能性遊戲。當然，想像遊戲更難發現。

如果你發現孩子對於危險無害怕意識（例如爬高、尖銳物），卻對一般刺激出現過度情緒反應時（例如當你輕輕觸碰他）。

如果你發現孩子的注意力總是專注於一些令人無法理解的小細節上。

這些指標並不意謂孩子一定患有自閉症，或一定要幫他貼上怎樣的診斷標籤。

這裡所要傳達的訊息是，提升你的注意及敏感度，將有助於第一時間發現孩子在發展上的落後，並給予孩子應有的療育協助。

祕訣 166

教學像料理

幼兒園老師是否僅在教室裡眼睜睜看著，消極被動觀察而已？我想，情況並非如此。我一直認為教學像料理，就像阿基師做菜。起鍋後，火侯要開多大，油要加多少，鹽巴、味精、醬油、砂糖要放幾匙，味道才會剛剛好。在這裡，要跟你說的是，**要有所介入，你才有機會看到一些情緒行為的不同反應，並進一步確認你所擔心的問題究竟存在或不存在。**

祕訣 167

情境的差異

或許你很納悶，為什麼你的觀察與父母的反應差別那麼大。那麼到底該是以誰的反應為判斷，誰的意見會勝出？**這當中，當然涉及父母看待孩子診斷的態度。**

有時，要讓父母馬上接受孩子有自閉症這件事，是一種難以承受之重。或許得先否認，或許父母需要更多的時間及證據，才能夠坦然地接受這份沉重的事實。當然，也有父母不希望老師總是把注意力聚焦在診斷這件事，認為於事無補。反而希望老師在是與不是自閉症之間，能夠多一些介入與協助。

秘訣168 思考診斷之後

當幼兒園老師面對班上孩子出現疑似自閉症的問題時，可以試著思考，**急需釐清孩子問題的關鍵是什麼**。當然，一個被解讀為疏於管教，過於寵愛而慣壞的孩子，與在生理上，實際存在自閉症或亞斯伯格症困擾的孩子之間，有很大的差異，也影響著你的處理方式。

秘訣169 診斷回歸專業

診斷部分，其實是不需勞駕老師來判斷。**當你發現眼前的問題已經超出自己的能力範圍時，此刻，你所需要做的就是轉介。**診斷是醫生的專業，讓診斷回歸到就診醫師的判斷。

不論你自己曾參與過多少的研習，不論你自己覺得眼前這孩子有多像自閉症或亞斯伯格症，請記得，把這專業回歸給醫生處理。你可以積極進行的是，如何將你平時在幼兒園的敏銳觀察，反應給父母，再由父母轉達給就診醫師。因此，想辦法說服家長能夠至相關醫療院所接受就診、評估這件事，會是你努力的方向。

問題二十五

孩子是否該申請緩讀

「忠爸，你覺得忠忠今年要不要考慮緩讀，八月底就要開學念小一，但是他到現在三十七個注音符號都不太會認，握筆寫字也都不會，1到9的阿拉伯數字也都6、9顛倒，3、8不分，這樣以後進小學在班上怎麼能夠跟得上小朋友。」

「忠媽，可是你覺得空著這一年我們自己來教他，如果效果還是不好的話，這樣不就和同齡的小朋友差了一年、浪費了一年，你不覺得很可惜？而且好不容易進小學是義務教育，我們稍微可以輕鬆一些，如果現在選擇緩讀，不就又得重新再過一次東奔西跑的苦日子，你要不要想清楚再做決定。」爸爸語帶保留地說著。

「忠爸，你也知道忠忠的學習與成長並不是一天、兩天的事。你說他讀小一我們可以落得輕鬆一些，但你有沒有想過，當他在班上如果聽不懂，沒有辦法跟上老師的進度或要求，這時他又來個打頭、轉圈圈、尖叫、到處亂跑、發脾氣，難道老師不會再找我們到學校去溝通嗎？你用膝蓋想也知道，這是一定會發生的。」

「可是忠媽，緩讀這一年，你有想過怎麼安排忠忠的計畫嗎？大班要再念一次？念原來的公幼？但是如果沒有名額、沒有缺，怎麼辦？仍然要坐公車、轉捷運四處跑療育？語言、職能、心理、認知課還是要上？單單想到這一些我就累了。」忠爸有氣無力地抱怨著。「而且你真的認為緩讀這一年忠忠一定會進步嗎？如果有進步，但是只是進步一點點，這樣真的值得嗎？」忠爸加強語氣說著。

這時忠媽頓時不知道該如何回應忠爸的疑問，「我再問問看其他媽媽的經驗，再來做決定好了。」媽媽顯得有些無奈。

「To be, or not to be, that is the question.」

如同莎士比亞在哈姆雷特的這句話，緩讀不緩讀，對於家裡有讀大班的自閉症孩子的父母來說，總是會陷入一種兩難的抉擇困境。父母多少也知道，小學階段的課業，這些聽說讀寫算，國語加上數學，對於自閉兒來說也是一道學習的挑戰。剛入小學能不能適應，終究是一件關鍵的大事。

提升親師溝通與學習的祕訣指南

祕訣170

直接入學的考量

如果孩子的整體身心狀況與發展明顯落後，且未來在安置上，以進入特教班較為適合，這時，建議你直接申請入學，不考慮緩讀。**通常除非身體病弱或有醫療上的考量，不然一般申請緩讀的目的，仍然以未來能夠順利進入普通班就讀為主。**

祕訣171

思考緩讀的原因

這一點，真的是必須靜下來好好思考。畢竟，一翻兩瞪眼，下好離手的決心是一定要有。試著問問自己，啟動你考慮緩讀的原因是什麼？你會發現，許多父母會有一個共同點，就是擔心孩子未來進入小學之後是否能夠跟得上？特別是在學科方面。

或許你會預期，孩子坐在教室裡，對於老師的上課內容無法理解，聽、說、讀、寫、算似乎樣樣不太通，這時孩子的自我刺激與焦躁情緒幾乎一觸即發。

有時你也很希望，在孩子進入小學前，能不能多給他一年的時間，好好再一次加強他的行為表現與情緒控制，當然還有人際關係與社交互動。你或許期待，當情況穩定些，日後對於老師與同學的影響應該就可以少一些。

由於每個自閉兒的優弱勢不盡相同，也許你考慮在緩讀這一年，特別加強孩子在社交技巧、溝通能力、對情境變化的適應，以及改善孩子固執、刻板的自我刺激行為、自我傷害，或負向情緒等問題，而期待有助於一年後的入學表現與適應。這時，緩讀申請是可以考慮。

當然，決定是否緩讀，在下好離手後，更重要的是接下來該如何為孩子做好順利轉銜（從幼兒園大班到小學一年級的銜接）的細節與準備，以及如何規劃緩讀的計畫；而最重要的，還是如何執行緩讀計畫的內容。

緩讀這一年，真正的挑戰在於你的執行力。或許，也正因為如此，父母對於責任的擔子可能覺得重一些，對於得失也較為敏感。

祕訣 172

關於緩讀計畫

「暫緩入學期間之教育計畫」通常是父母面對緩讀時的一項大挑戰，由於父母常常容易摸不著頭緒，不知該如何著手進行規劃，同時，也往往在思考這一年該給予孩子什麼樣的協助時，絞盡腦汁，感到焦躁，甚至因此打退堂鼓，索性放棄緩讀。

通常在緩讀計畫裡，你必須思考孩子在這段緩讀期間，學習場所是要安置在哪裡，例如是到幼兒園、發展中心，或接受相關醫療院所的治療等。

同時，你必須詳列孩子在緩讀期間每週接受療育復健的安排細節，例如是否需要物理治療、職能治療、語言治療、心理治療、行為或認知訓練等課程。當然，你也必須寫下在緩讀期間，你對於孩子各項能力提升的期望，無論是生活自理、感官功能、知覺動作、認知學習、語言溝通或社會情緒等能力。

建議你，請與孩子的治療師共同討論這份緩讀計畫。在初步寫完後，你可以請治療師先看過，再給予你一些建議與調整，無論是緩讀目的、療育安排、學習場所的安置、各項能力的期望等，這會讓你面對緩讀這件事感到安心一些。

祕訣 173

緩讀時，還能念普幼班嗎？

或許你像忠爸一樣擔心，在緩讀期間，孩子是否還有機會念普幼班？一般來說，會先依照鑑輔會完成當年度三歲至未滿六足歲身心障礙幼童的安置後，如果還有餘額，就有機會，但如果遇到名額競爭時，就需要用抽籤來決定。

問題二十六
幼小轉銜的準備事項

「入學準備班？阿森媽，這是什麼啊？進小學還要準備什麼嗎？不是進入國小後，老師就都會教了嗎？而且我們家Debby幼兒園會上到七月底才結束，只差一個月就要進小學，為什麼還要提前進行什麼入學準備？」Debby媽媽有些疑惑地拿著手中的「特殊需求兒童入國小前準備班」通知簡章問著。

「Debby媽，你應該知道我們這些孩子在入學的適應上，有很大的挑戰，這不只對他們，連我們做父母的也需要事先準備，否則到時候措手不及，就很麻煩囉。」阿森媽繼續補充著。「而且你應該多少知道，幼兒園和小學的上課方式，還有上課內容和環境，有很大的不同，這些都是我們必須先幫他們事先準備的。」

「難道還真的是要去上什麼入學準備班嗎？就像這張簡章上寫的？」Debby媽仍然有些不解。「上不上課倒是其次，但是至少我們當父母的，應該要知道，我們家孩子在進小學前，應該先準備什麼。只是被你這麼一問，我倒是也得問問看其他接受療育的小朋友，聽聽這些家長的經驗，再來和你分享。」

對自閉兒來說，從幼兒園轉銜至小學階段，有許多事物都起了變化。這些不一樣的情境或環境，往往也挑戰著自閉兒的適應力與專注力。雖然，自閉兒在普通班級中的融合，並非一味地要求孩子來配合原班同學的上課節奏或模式，而是視每位自閉兒的特質給予適性的個別化教育計畫。但如果能夠預先讓孩子有所準備，以因應未來新的刺激與經驗，這在融合上應該能獲得較佳的適應。

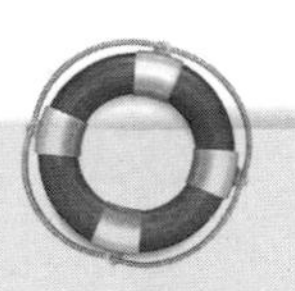

提升親師溝通與學習的祕訣指南

祕訣174 優先熟悉校園
祕訣175 同儕接觸預備
祕訣176 留意同儕屬性
祕訣177 基本認知能力預備
祕訣178 加強自我生活照顧能力
祕訣179 模擬開學後的作息

祕訣174

優先熟悉校園

入學前，先讓孩子熟悉未來的硬體環境。建議你，多帶孩子逛逛校園。在校園允許開放進入的情況下，多利用時間帶孩子熟悉未來即將就讀的校園環境。無論是校門、一年級教室或資源班教室、走廊、廁所、操場或遊樂場等。在安全前提下，多放手讓孩子去探索、熟悉。

祕訣175

同儕接觸預備

為使孩子在開學後能盡快適應人多的校園環境，**至少在開學前的暑假多讓他有人際互動的接觸經驗，**特別是與一般同儕互動，無論是社區公園，或讓孩子參與一般同齡兒童可能會參加的活動或課程（這部分孩子的需求以互動為主）。

祕訣 176

留意同儕屬性

留意你的孩子在入學前所參與的團體對象，無論是入學準備班或醫療院所、基金會、協會等團體課程的同儕特質。**檢視自己的孩子在這些過程中，對於同儕的負向行為，無論是尖叫、激烈情緒、自我刺激、故意行為或自我傷害等，是否容易出現學習仿效。**如果有這種現象，建議適時與團體中的老師或治療師溝通，以調整同儕互動對象或課程內容。

祕訣 177

基本認知能力預備

隨時檢視孩子的基本學習能力狀況，尤其是聽、說、讀、寫、算，特別當孩子未來被安置在普通班，以及接受資源班服務時。多利用開學前，讓孩子熟悉這些未來會接觸的學習內容及模式。必要時，可向鄰居或友人商借小一的課本（雖然這些版本可能不同），讓自己與孩子先行熟悉這些內容，你也可以事先評估一下孩子的能力。

雖然學科表現實在不應該是自閉兒在普通班中主要的學習考量或聚焦的重點，但現實的情況是，如果在孩子入學前，聽、說、讀、寫、算等方面，沒有具備一些基礎的概念或能力，特別是國語及數學等，此時，當老師在進行學科活動教學時，自閉兒的融入及調適將會非常困難。

祕訣178 加強自我生活照顧能力

入學前，請特別加強自我生活照顧能力，特別是大小便需求的表達以及獨立如廁的能力。由於在小學校園（特別是普通班教室），當孩子發生尿濕褲子的狀況時，班級導師往往不知如何因應，此時，父母常會因此被通知到校協助處理。而大小便無法自理的問題，也容易同時形成一般同儕對孩子的負面刻板印象，在人際互動上產生排斥及拒絕反應。

祕訣179 模擬開學後的作息

多數自閉兒對於生活作息的節奏都相當敏感，特別是當幼兒園與國小的上課節奏明顯有差異時，更是許多孩子需要費力調適的部分。建議你，**在開學前這段時間，可以開始模擬與演練孩子進入小學後的起床時間，當然也包括一般小學的午睡時間。**同時，讓孩子逐漸適應在上午八點至十二點之間，是較為制式化的學習時間。因為一般小學的上午仍然是國語、數學等學科學習的重頭戲。

祕訣180 長距離的專注經驗

當自閉兒進入普通班就讀，必須特別考慮的，是孩子是否能夠在長距離的情況下，維持在課堂的專注力與持續性。**這裡所謂的長距離，指的是在一般教室裡，自閉兒的座位與黑板之間的距離。**

當進入小學普通班上課，突然與教學的老師以及黑板拉長一段距離時，自閉兒的適應與專注將更形困難。特別是，當上課內容趨於抽象的學科教學，無論是國語或數學（雖然老師可採取走動教學）。

秘訣 181

長距離模擬演練

在即將入小學前，建議你多利用這段期間，在家裡試著以白板或全開白色壁報紙，**讓孩子嘗試在長距離的情境下與你進行互動**。此時，你的角色便有如教室老師一般。初期在學習內容的提供上，你可先以孩子熟悉的內容為主。這樣能夠使他在接受新的長距離經驗上更快進入狀況，讓未來的班級融合適應又向前進一步。

秘訣 182

漸進式時間要求

開學前，別忘了讓家中孩子練習平靜坐下來這件事。如同面對自閉兒的任何事一般，按部就班，一步一步來，試著從十分鐘開始，然後是二十分鐘、三十分鐘，再延長到四十分鐘，以好好練習未來在普通班所需要的基本功。

問題二十七
當孩子就讀普通班

「辰曦媽媽，你不能只想到孩子功課這件事，你不覺得讓辰曦進普通班給他的壓力會很大嗎？更何況，他現在握筆都還不太行，在大象班的注音符號也都不太跟得上，你確定這樣還是要讓他進普通班嗎？」Teresa老師問著媽媽。

「可是，老師你知道，我們家就只有辰曦這個孩子，而且他又是家中的長孫，阿公阿嬤非常疼。你想想看，我怎麼開口跟他們說自己的孫子以後要去念特教班，連公公婆婆這一關，我都很難說服。」媽媽感到有些為難。

「還有，我有和爸爸討論到，因為家裡只有辰曦一個孩子，平時他也沒有什麼玩伴。這些年，在幼兒園因為有許多小朋友互動，他多少也受到一些語言的刺激，還有學習常規的遵守，這也是我們考慮讓他進普通班的原因之一。」

媽媽繼續補充著，「更何況，國語、數學這些學科，我們還可以請家教一對一來教。至於你說玩伴，我們總不能還要多生幾個來讓辰曦當玩伴。」Teresa老師一聽到還要多生幾個這句話，不好意思地笑了出來。

「媽媽，你說的也是沒錯啦！當然最後決定權還是在你和爸爸，只是依我和辰曦從小班接觸到現在的經驗，我真的必須先告訴你，如果選擇進普通班，你們可能真的要有心理準備，小學老師說不定會有意見、抱怨喲。」Teresa老師收起笑容，很認真地把這句話講完。

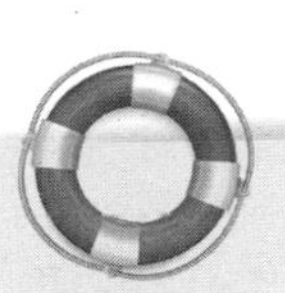

提升親師溝通與學習的祕訣指南

祕訣183 擲筊？跋杯？兩難困境

祕訣184 選擇普通班的理由

祕訣185 選擇特教班的考量

祕訣186 部分時間回歸普通班

祕訣187 製造同儕接觸的機會

祕訣 183

擲筊？跋杯？兩難困境

對於家有自閉兒的父母來說，當孩子即將進入小一就讀時，除了前面提到的緩讀、不緩讀之外，**另一個讓自己感到兩難的困境就是該讓孩子選擇普通班，還是該安排孩子進入特教班。**

當然，考慮到如何給孩子最適當的安置，在轉銜時，鑑輔會總是能夠提供你專業上的建議。但有時，父母的心情就如同到底需不需要像擲筊、跋杯一樣，來請示神明，聽聽祂的意見，期待能夠獲得神明的認同來個聖杯。如果再謹慎一些，還要來個三次聖杯才算數。

祕訣 184

選擇普通班的理由

自閉兒是否應該進入普通班就讀，沒有好不好的標準答案。每一位自閉兒都有屬於自己的特質與差異，選擇就讀普通班？接受資源班服務？特教班？端視孩子的需求在哪裡，進而選擇最適合他的學習情境與安置。關於自閉兒是否選擇就讀普通班，你一定也有屬於自己的，最適合孩子的理由。

在普通班上，從一般同儕中學習如何遵守班級常規，在瞭解社會規範上多一些能力。

在普通班上，從一般同儕中接觸更豐富的語言刺激，讓理解與表達能力上多一些提升。

在普通班上，從一般同儕中學習如何適當表達自己的情緒。

在普通班上，從一般同儕中學習適當的社交技巧與互動能力。

在普通班上，從一般同儕中學習如何玩遊戲，讓自己也變得較有趣。

在普通班上，孩子有許多正向的同儕學習及仿效的對象，這是在家裡或特教班當中較難有的機會。

但是，如果要讓自閉兒能夠更順利地融合至普通班級，並達到上述所列的目的，大人的推波助瀾是相當重要的一件事。自閉兒在普通班上，聽、說、讀、寫、算等能力，與學科學習是否能夠跟上同儕進度，確實深刻影響孩子在班上的壓力因應與調適能力。

我們不需要將孩子畫地自限，認為自閉兒在學科上學習不來。雖然，實務上，多數自閉兒在普通班的融合，在學科學習方面，大多有如此的困擾與負擔。這也往往是許多自閉兒父母難以決定的因素，但學科表現實在不應該是主要的考量與聚焦的重點。

建議你，以孩子的立場，仔細思考選擇不同安置的理由為何。例如當你優先決定提升社會情緒以及與一般同儕互動的經驗、團體常規的遵守及建立、語言溝通的學習與刺激等，此時考量普通班的安置會較合適，當然這也包括接受資源班的協助與服務。

祕訣185

選擇特教班的考量

當你考量過孩子的發展、身心狀況與能力表現，並傾向於特教班安置時，雖然你通常可能沒有立即性的壓力（上述普通班的融合挑戰），但這樣的選擇，往往是另一種慢性的壓力源。常見的例子是，你開始擔心孩子未來的整體表現是否因此停滯，進步會很有限。

這當中有一部分是來自於對特教班教學內容的誤解或刻板印象，有時你可能擔憂孩子長期處於同儕都弱勢的情境下，他的學習情境是否相對的不利，同儕之間是否不能夠激盪出學習的火花，或者孩子反而學了一些不該學的行為反應。

祕訣186

部分時間回歸普通班

在因應這些顧慮上，**也許你在參與孩子個別化教育計畫（IEP）的討論時，能適**

時提出部分時間回歸普通班的意願，當然，要在哪些時段、哪些課程回歸、如何回歸，以及回歸的目的，這些都可以與相關老師共同討論。

祕訣187

製造同儕接觸的機會

除此之外，當孩子選擇在特教班就讀，建議你，平時可以多提供他與一般同儕相處的機會，無論是在社區的小公園，或放學後留在學校玩遊樂設施。建議你，在固定時間，前往固定地點，也許孩子就有機會碰到、認識固定的小朋友，或者參與一般學童所接觸的團體課程或活動。

另外也要提醒你，並非每個學校都有特教班，因此當你選擇就讀的學校沒有特教班時，普通班當然就成為你唯一的選擇。**這時，你所需要花心思的部分，就在於如何瞭解孩子未來可能接觸的資源班服務。**（實務上，我常發現家長對於資源班的概念有些模糊，有時會誤以為是另一個獨立的班級，像特教班一樣；或不太清楚在資源班能夠獲得哪些服務。）

問題二十八
孩子是否該陪讀

「媽媽，不好意思，我們的人手真的不夠，我想，明天開始是不是可以先請你來陪著恩恩上課？不然，他總是在上課時尖叫、大笑、四處亂晃、任意碰觸小朋友，其他家長都已經在抗議，我們真的很為難，這一點希望你能諒解。」海豚班的Nora老師勉強地向恩恩媽媽說著。

媽媽面有難色地望著Nora老師，欲言又止，不知該如何向她說明自己的難處。「恩恩媽媽，不好意思，我知道這對你來說真的是很為難的事，但是你也知道我們私立幼兒園現在競爭那麼大，招生也都很困難，我們也很想幫恩恩，讓他能夠像其他小朋友一樣學習，但你也知道我們的師生比，真的沒有多餘的人力再耗一個老師來照顧他。」Nora老師在說這個「耗」字時，停頓了許久，但最後還是決定開口說出來。

「Nora老師，關於陪讀這件事情，能不能讓我回去和恩恩爸爸討論，看情況怎樣，我下週再來跟你確認，好不好？」媽媽有些無奈地說著。「媽媽，不然還有一種情況，如果你真的上班請假有困難，不然是否找找有些幼保系或特教系的大學生，看有沒有人願意打工陪讀，我知道有些自閉症小朋友的家長有人這樣做，你參考看看。」Nora老師對於自己突然想到這個點子感到有些驕傲。

陪讀不陪讀？Daniel的例子正好與恩恩相反。當家長希望能夠入班陪讀，老師卻明確地表示不予考慮。

「媽媽，不是我們不願意，但你也知道，如果其他小朋友發現Daniel的媽媽可以在教室陪他上課，回家也向自己的爸媽吵著要求，我們可是會被抱怨的。」「媽媽，我們班上的小朋友如果看見有陌生的大人在教室，有些人會變得容易分心、很不自在。我想，這會影響其他人的上課權利的。」

陪讀這件事，對於許多家有自閉兒的家長來說，從一進入幼兒園，往往就得開始面對這道兩難的抉擇。有時，連進入一般國小就讀都有可能出現類似的困境。

自閉兒陪讀？不陪讀？有時，就像蹺蹺板，一端是父母，一端是老師，如何在彼此之間取得平衡，總是左右為難的一件事，同時考驗著彼此的智慧。

關於陪讀這件事，或許我們先試著從常見的是否陪讀的考量開始看。在這當中，當然也要考慮家長與老師的立場，以及實務上現實的人力狀況。

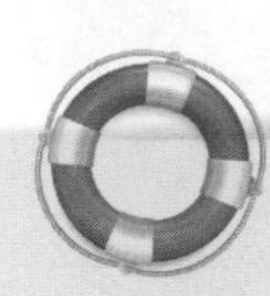

提升親師溝通與學習的祕訣指南

常見需要陪讀的考量

這一點，從老師的立場來說，有時受限於班級經營及教學進度，當自閉兒的行為及情緒在教室出了狀況，且人力有限的情況下，往往使得老師無法有足夠的時間與心力來處理自閉兒的融合問題。**這時，是否需要多一個人手來幫忙，就常常被提及。**只是這個陪讀的人選是誰，通常馬上被想到的就是媽媽，雖然有些校園有教師助理員這個編制存在。

另外，從父母的擔心來看，在沒有陪讀的情況下，因為無法得知孩子在普通班的上課狀況，對於孩子是否有參與課程感到疑惑，也因此常常擔心孩子在班上是否會被忽略，而無法跟上進度，或被晾在一旁。這時，陪讀的動力就呼之欲出。

祕訣 189

不希望陪讀的考量

許多事總是一體兩面，陪讀這件事也是如此。對於不希望家長陪讀的老師來說，原因往往是因為不習慣，或不喜歡有其他大人介入班級。特別是，感覺有一雙眼睛在看自己上課，如同被監督一樣，總是不對勁。

有些老師則認為，當有人陪讀時，對於班上的課程教學或班級經營會產生負面影響。有時，也會顧慮陪讀者（特別是父母）對於孩子產生過度介入的現象，讓自閉兒的注意力只專注在陪讀者身上。

至於父母不希望入班陪讀的原因，一部分可能在於工作或家庭因素不允許自己到校陪讀，或者在經濟上也不允許自己自費再聘請一名陪讀老師協助。當然，也有家長認為孩子來到學校，責任就應該回歸到老師的身上，哪有理由再要求家長到校入班陪讀。也有一部分家長則是希望孩子的注意力能全心投注在班上老師、同學及活動上，擔心自己在教室裡出現，反而會讓孩子分辨不清楚角色。

祕訣 190

關於陪讀的親師協調

在兩難情況下如何進行親師協調？以下七點建議與你一起分享。

1優先思考為什麼需要陪讀，無論是從孩子的立場考量，或從父母、老師的立場出發。

2將陪讀界定為過渡階段，大方向上建議逐漸取消陪讀，引導班上同儕予以協助及互動。

3當孩子剛入學，為使他在較具安全感的情緒裡（父母陪伴的情境）逐漸適應新的學習環境，並讓班級老師有時間逐漸瞭解自閉兒的特質，初期可考慮由父母陪讀。在一段時間磨合後（也許一週、兩週或者更久），建議父母的角色能逐漸抽離。

4當校內人力允許時，改由資源班老師、教師助理員、實習老師或志工媽媽陪伴。唯取代的目的，在大方向上，也是希望孩子最後能在班上獨立。

5在陪讀過程中，要適當調整陪讀者所坐的位置，例如從在旁協助，隨後視孩子的融入及適應狀況，逐漸調整在教室裡外的位置，例如教室後方或走廊等。

6**在陪讀過程中，應留意陪讀者的目的是要讓孩子能逐漸融入、專注及理解普通班級中的人、事、時、地、物。因此，需引導孩子將注意力聚焦於班上老師及同學，避免流於陪讀者與孩子彼此一對一的互動。**

7注意在陪讀中的介入時間點，特別是當孩子出現一些自我刺激行為或躁動情緒反應時。提醒自己，上述負向行為或情緒要出現幾次，或強度如何，才進行介入。

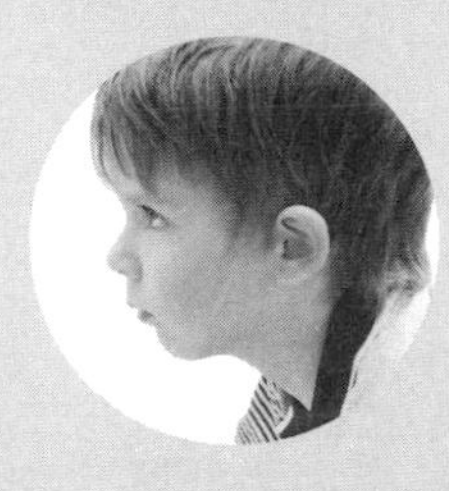

第六章 班級經營與融合

「融合很容易說，但卻很難做。雖然如此，但終究得挺身一試。」這是我常常在演講場合與文章中所提及的想法與概念。有時，我們真的需要想想「在融合的路途上，我們彼此曾經為自閉兒做過什麼？」自閉兒在普通班的融合是場高度的挑戰，這一點無庸置疑。而班上有自閉兒的老師，他們也需要被同理、支持與提供後勤資源的協助。自閉兒未來需要融入社會，我想，這是一個基本的大方向。而最關鍵的學習之鑰，卻也決定在班上同儕的互動與關係建立上。如果自閉兒在人際互動上像是一朵花，那麼我們可以做的是讓這朵美麗的花朵綻放、香氣四溢，以吸引同儕蜜蜂主動飛過來與他和諧共舞。

問題二十九
當孩子無法自行進教室上課

「保哥，下一節上課鐘響前，記得幫老師帶君皓去資源班教室上課。」導師吩咐著。「他自己不會去喲，都三年級了還要人家帶，又不是幼兒園小朋友。如果帶他去資源班，下一節太晚進教室上課，數學老師把我算作遲到怎麼辦？」保哥感到有些勉強。

「你就幫個忙，又會怎樣？資源班教室不就在中正樓一樓的轉角而已嗎？」班導有些微詞。「既然那麼近，你就叫君皓自己去不就好了嘛！那麼麻煩還要帶他去，這樣我下課都沒有時間玩耶。」保哥也反駁著。

「如果讓君皓自己去，到時候沒有進資源班教室上課，在校園裡四處閒晃、遊蕩，如果被校長或主任看到，我可是會被唸耶。更何況，上一回，叫你幫個忙，帶他去教室。結果你讓他自己走，弄到最後沒去資源班上課，害得我們全班四處找，難道你忘了？」

「所以，就不要再叫我帶他去嘛！可以換別人啊！為什麼每次都是我？不公平、不公平，我又不是導盲犬！」保哥持續抱怨並抗議著。「我可沒說你是導盲犬耶，只是請你幫個忙，帶君皓去資源班而已，畢竟讓他自己去，我不放心嘛！好啦！好啦！不帶就算了，我請別的同學幫忙！」

「這麼帶來帶去，真的也不是辦法。」班導師心裡這麼想著。「我應該和資源班韓老師討論看看，是不是該和君皓的爸媽討論，加強加強他獨立移動路線的能力。至少從教室到資源班來回，總是可以訓練吧。」想到這裡，班導師心裡終於有個譜，也認為這是一個可行的方向。

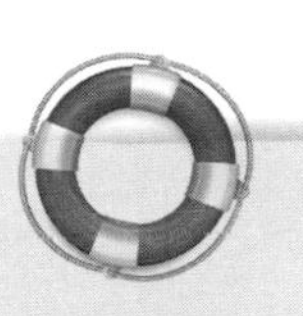

提升班級經營與融合的祕訣指南

祕訣191 事先錄下移動路線
祕訣192 反覆觀看移動路線
祕訣193 確認地標印象

祕訣191

事先錄下移動路線

由於自閉兒的目標行為通常較為薄弱，同時注意力亦容易被不相關的事物刺激而影響，所以要訓練自閉兒在校園內或生活上，能夠順利及獨立移動路線，特別是有目的、有方向感的移位，無論是從普通班到資源班，或是從校門口、操場、資源班教室返回普通班等。

為使自閉兒在校園內的行動能夠更優游自在，**建議你先將行進動線，例如從原班教室走到資源班，以手機或數位相機錄下。**錄製內容可以你自己邊走邊錄、牽著孩子走，錄一遍，或請其他小朋友當主角邊走邊錄。

祕訣 192

反覆觀看移動路線

平時，將你所錄製下來的影片，透過電腦螢幕播放該動線，**讓孩子反覆觀看，以在腦海中形成印象**，並增加對行進動線的熟悉度。

祕訣 193

確認地標印象

你可以在關鍵的地標部分按暫停鍵，停格。例如轉彎處、樓梯間、銅像、穿堂、教室門口等，以讓自閉兒能有效辨識該醒目刺激。**同時，你在錄製過程中，可以特別在地標部分進行命名、解說，以再次加強孩子的印象。**

祕訣 194

理解指令

讓孩子從觀看行進動線的影片中，理解「去資源班上課」或「回原班教室上課」等指令。**同時，再度確認孩子是否可以辨識、指認或說出上述的地標。**

祕訣 195

同儕伴我行

為加速自閉兒順利達成獨立移位，初期可在班上選擇同儕同行陪伴。**在陪伴過程中，讓自閉兒走在前方，旁伴同儕走在後方，或彼此手牽手同行。**當自閉兒原地不動，此時，由陪伴小朋友予以提醒或輕推向前。如遇到動線改變時，則以手勢或動作指示方向，例如左轉、右轉、上下樓梯等。

祕訣 196

排列動線

平時，**可以將行進動線上的地標列印出來變成圖片，讓自閉兒嘗試以排序的方式，將行進動線依序排出。**當然，你也可以採取像連連看的方式，讓孩子練習以點對點的方式，將路線依序連接起來。

祕訣 197

先建立固定路線

如同輸入程式一般，在兩點動線的移動上，先讓孩子熟悉一段固定的行進動線。待孩子熟悉這段動線後，就如同在捷運軌道上運行一般，隨著時間規律進行。**請記得，任何一些細微的改變，都會造成自閉兒心理上調適的壓力與焦慮。**

固定路線到底好不好？我想這並沒有絕對。如果行走固定路線能夠在有效時間內，完成任務，到達目的地（例如從資源班回到原班教室，或從家裡走到學校等），固定路線未嘗不是一件好事。

祕訣 198

微調路線

當然，自閉兒的固執就在於怕遇見凡事不如自己所料的狀況，例如原先上學路線，因施工道路封閉，此路不通，需要繞路。因此，當孩子熟悉行進動線後，或許就可以開始再加入一些變化的元素。

有時，你會發現，在部分自閉兒的身上，對於平時移動的路線，可能會有相當敏銳的細微觀察（當然他們注意的內容，通常都不是你期待他去留意的），甚至對於路線的記憶可能一次就照單全收。

在這種相對優勢下，或許我們可以把目標聚焦在路線的更動，讓他能夠去接受與調適行進路線的變化，並順利到達目的地。

祕訣 199

上學路途練習

如果你的住家在學校附近，在行走安全無虞的情況下，你也可以在暑假加強孩子走路上學的練習，例如從住家走到學校，從學校走回住家。做法上，可參考Dora問題解決的模式，首先經過7-11，接下來看到轉角的麵包店，左轉直走就看到學校在前面（成功了，We did it!）。

你同樣可將住家至學校行進動線會看到的醒目地標拍下來，洗成照片（例如前例的7-11、麵包店等，依此類推）。平時，讓孩子將這些照片以排序的方式排列，增加對行進動線的熟悉度。

當你陪伴孩子進行走路上學的練習時，在安全的考量下（例如走在人行道上），**你可讓自閉兒走在前方，你約在一步後，讓孩子帶著你前進。**在轉彎處、十字路口、紅綠燈前，或孩子被周遭事物分心、過度注意，停止不動時，你再輔以肢體動作（例如輕輕碰觸）、手勢或簡單指令提醒、引導。

問題三十
當孩子焦慮、無所適從

「各位同學，現在是自由活動時間，除了不能離開座位外，每個人可以自行決定要做的事情。記得！雖然是自由活動時間，但是請保持安靜，不要影響隔壁班上課。」大海老師一說完，有些同學紛紛從書包或抽屜裡，拿出繪本或故事書閱讀。有的人私底下在抽屜裡玩起遊戲王卡，有的拿出A４紙與彩色筆塗鴉，當然趴下去小憩的、把糖果偷塞在嘴巴的也有。這些，大海老師睜一隻眼、閉一隻眼，沒有特別要求。

這是全班最歡樂的時刻，雖然只有短短的二十分鐘。但是，對於太和來講卻是最不知所措、狀況最多的焦慮時刻。

「老師，太和一直在搖桌子很吵耶，你叫他安靜啦！」「老師，太和好噁心耶，他把口水吐在手上玩。」「老師，太和在撕紙，還丟得滿地都是。」同學們的抱怨一個接一個，這讓原本想要利用這二十分鐘來設計學習單的大海老師感到有些不耐。

「全部的人都安靜！」大海老師拉高嗓門，「你們是不想要自由活動是不是？吵什麼吵？太和，你在做什麼？給你自由，還不會利用，到旁邊罰站！」話一說完，太和的情緒更加顯得激動。

隨性的大海老師，大約每隔一到兩週，教室裡就會來個大風吹，隨時輪換每個人的座位。這一點，讓大海老師頗為自負，並老愛向學姊炫耀著：「學姊妳不知道，現在的孩子如果坐在一起久了，就很容易皮了，搗蛋了，越線了。常常洗牌一下，至少比較好整頓。」

「可是，你知不知道這樣常常換座位，對於像太和這樣自閉症的孩子來說是很容易焦慮的。你這樣做，會讓他很容易不知所措，很多脫序行為又會衍生出來。」與大海老師畢業於同一所師院、待過同一社團，現在又在同一所學校服務的慶鈴老師持續提醒著。「不是我愛說你，從大學開始，你這種隨性風格真的是出了名的。難怪以前社團大家都要叫你大海，像海一樣難以捉摸。但是，你知不知道，你一下子上課先考試，一下子又先檢查作業，一下子改成先講課或換成分組討論，這對於很需要結構化的太和是很折騰的事。」

「學姊，應該說被折騰的是我吧？你不知道太和上課的狀況多到讓人抓狂。聽不懂，還不打緊，一下子離開座位，一下子轉圈圈，一下子自言自語，一下子又站起來跳一跳。你說，是誰折騰誰？」大海老師有些不服氣地抱怨著。

「拜託，你可是師院畢業的耶，還在跟太和計較。難道班級經營不順利，你不想辦法調整教學模式，還怪有自閉症困擾的太和？」「你可別忘了，太和在二年級時，他的情緒和行為可是相當穩定。你學學人家秀春老師是怎麼帶班，怎麼讓自閉兒順利地融入教學，別只顧著抱怨孩子。」雖然，老師之間的比較總是容易讓彼此傷了和氣，但是基於學姊學弟情誼，慶鈴老師還是選擇對大海老師直白地說。

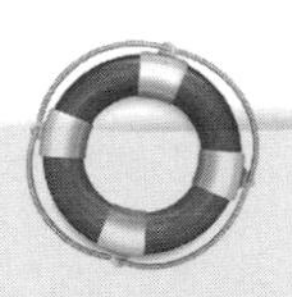

提升班級經營與融合的祕訣指南

祕訣200 結構與適應
祕訣201 標準作業流程（SOP）
祕訣202 將結構視覺化
祕訣203 跑馬燈的壓力
祕訣204 預留彈性

祕訣 200

結構與適應

結構化，對於理解與適應力相對較弱的自閉兒來說，在面對日常生活中，不時存在的多變性，的確有適應上的必要。這些需要結構的內容，則表現在時間上、空間上或流程上。

如果可以的話，盡量讓每日的行程與流程單純化、結構化。這些時間流程有時像是安排資源班的課程一樣，如果能夠固定在特定的時段，例如星期一至五早自習或第一、二節課固定至資源班上課，會讓自閉兒的適應狀況比較好一些。

祕訣 201

標準作業流程（SOP）

同時，在教學的流程上，如果老師能夠像標準作業流程（Standard Operating Procedure；SOP），很有結構地設定好教學模式，例如先檢查作業、教學、請小朋友上臺作答、書寫作業等，**每件事都有一定的流程，自閉兒也比較能夠掌握與安心。**

祕訣 202

將結構視覺化

讓孩子能夠看見每日的結構化行程，讓這些流程視覺化，自閉兒就更加能夠理解自己所要跟隨的節奏。這部分，或許我們自己先想一想，記在自己的行事曆或記事本上，這些密密麻麻的行程紀錄會讓你我比較能夠遵循。

接著，試著貼心地將每天、每週、每兩週或當月的主要活動或固定行程，參考行事曆的概念，以孩子能夠理解的視覺模式（無論圖像、文字或符號）表現出來，讓孩子熟悉日常生活中的一些既定事項，以及未來活動的流程與節奏。

祕訣 203

跑馬燈的壓力

有時，行程雖固定，但轉換情境的次數太多了，這對於適應情境能力較弱的自閉兒來說，總是一種壓力與負擔。這種現象，最常出現在都會區的孩子身上，他們常不斷在不同療育地點移動、轉換，一會兒搭公車、轉捷運，一會兒這端療育結束，再搭計程車轉換至下一個醫療院所或訓練機構。這如同跑馬燈般的迅速轉換，讓自閉兒需要不斷地去適應不同的人、事、物、時空變化，承受的壓力與負擔可想而知。

祕訣 204

預留彈性

當採取結構化方式，讓多數事情在預期的軌道上運行時，你會發現自閉兒的適應力與情緒反應通常較為穩定。但是，你也知道，計畫往往趕不上變化。能夠照表操課當然最好，但有時，你也需要考慮在長期、固定、結構化，一切需要照表進行時，自閉兒是否也容易缺乏應變的彈性。

因此，在固定結構中預留彈性的空間，加入一些變化，還是有其必要。至於這些改變的彈性需要調整到多少，這個部分因人而異。通常，你需要觀察孩子的反應與先前經驗來進行微調。在多數情況下，仍以結構化、事先預告為原則；但在少部分活動上，可試著給予突如其來的變化，不事先告知，不按既定流程進行該活動。

問題三十一
如何做好班級經營

「老師，阿丹一直用筆在敲桌子，還一直把書翻來翻去，很吵耶！能不能叫他安靜一點啦。」小政抗議著。「老師，阿丹好奇怪喲，從剛才到現在一直在看手指頭，還一直在傻笑耶。」水源也跟著附和。

教室裡，正在上數學第三單元，原本安靜坐著的阿丹開始按捺不住，身體前後晃動，並不時敲打著桌面，口中則喃喃自語：「阿丹壞壞，阿丹不乖，打打。阿丹壞壞，阿丹不乖，打打。」同學對這些反應已感到相當不耐。

阿丹時而揮動著雙手，時而注視著晃動的手指頭。美瑤老師試著想要用制止的方式，加重語氣地說：「阿丹，給我坐好，不要發出聲音，這樣會吵到別人，你知不知道。再吵、再動，你等一下就不要下課。」

老師略帶威脅性的命令，讓阿丹暫時安靜下來。但是沒多久，阿丹的狀況又再度出現，這次不僅一樣發出聲音、晃動手指，甚至從座位上站起來甩動雙手，身體跳動，並且一再重複甩動雙手和跳動的動作。

美瑤老師氣呼呼地用力拍打桌面，大聲嚷嚷著：「阿丹！你愈說愈故意，安靜，有沒有聽到。」這時，老師的放大音量讓阿丹情緒更為激動，反而讓他敲打起自己的頭，並重複著：「阿丹不乖，阿丹不乖，老師罵罵。阿丹不乖，阿丹不乖，老師罵罵。」

時間往前推，前一堂的國語課，裕玲老師知道待會要上的內容，阿丹似乎無法理解。只是裕玲老師也清楚知道，下週就要第一次月考，仍然有許多進度需要追趕。她正在思索著如何讓彼此都能夠達到最佳的狀況。

這時，裕玲老師靈機一動，決定先讓阿丹上臺，出一些他能力範圍內，能夠寫的圈詞。這時，她發現，在黑板上，一個字、一個字，依筆順逐漸完成的阿丹，表情愉悅地露出微笑。這時，裕玲老師感覺到自己在面對阿丹這件事上面，似乎已經抓到一些訣竅。

班級經營上，美瑤老師與裕玲老師都在思考，自己能夠為自閉症的阿丹做些什麼？同時，如何讓自己的班級經營能夠更順手、更有節奏。

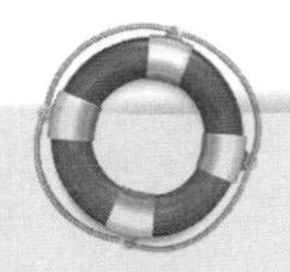

提升班級經營與融合的祕訣指南

- 祕訣205 走動趨近教學
- 祕訣206 自我刺激判斷
- 祕訣207 留意座位距離
- 祕訣208 從理解內容開始
- 祕訣209 教他會的，讓他表現
- 祕訣210 加入實作元素
- 祕訣211 給予替代性活動
- 祕訣212 結構化課程
- 祕訣213 漸進要求
- 祕訣214 情緒的轉換
- 祕訣215 簡化刺激
- 祕訣216 溝通密碼
- 祕訣217 直接告訴他做什麼
- 祕訣218 輔以文字溝通

祕訣219 協助選擇玩伴
祕訣220 不要求馬上加入
祕訣221 避免遲到或缺席
祕訣222 從關心話題切入

祕訣205 走動趨近教學

走動教學，一直是我很鼓勵老師在班級經營中可以嘗試的做法，特別是對於班上有自閉症的孩子更是需要如此。當你發現自閉兒在班上的聽、說、讀、寫、算，或基本認知能力比較落後，課堂參與逐漸轉弱，自我刺激開始呼之欲出時，請多走向他，靠近他上課。

祕訣206 自我刺激判斷

對於自閉兒是否能夠在班級上順利融合，自我刺激的出現與否是一項相當關鍵的判斷指標。**建議你，留意孩子是否出現不同程度與類型的自我刺激，以評估他在當下的融合情況，並作為老師班級經營的修正依據。**當自閉兒開始顯得不知所措，坐立難安，焦躁浮現，自我刺激現身時，試著想想，孩子是要告訴我們什麼訊息。

祕訣207

留意座位距離

座位安排請考量自閉兒與前方黑板間的距離，**留意他們在長距離的情況下，是否還能夠維持注意力的持續性。**

祕訣208

從理解內容開始

建議在上課前的三、五分鐘，先以自閉兒能夠參與的內容開始，讓孩子能夠馬上進入學習狀況，同時開啟上課的好心情。

祕訣209

教他會的，讓他表現

每個孩子都需要被肯定，自閉兒也是如此。在課堂中，嘗試加入幾段（或許每段僅短短的三、五分鐘）讓自閉兒可以表現的內容，以增加自閉兒的課堂參與動機。降低他因為沒事做或不會做而出現自我刺激的頻率。

祕訣 210

加入實作元素

課堂中，多運用實際操作的方式，讓自閉兒透過動手做，在具體的經驗值累積下，進而學習與理解較為抽象的課程內容。

祕訣 211

給予替代性活動

如果自閉兒仍然無法融入課堂學習，**請適度允許他們進行其他活動**。但內容建議以接近當下課程的形式為主，例如數學四則運算不會，則改由練習以按計算機的方式進行運算。

祕訣 212

結構化課程

結構化的課程節奏，總能讓自閉兒有所預期，有所掌握，對於情緒穩定有加乘的作用。例如每次上課都是先檢查作業、教學、討論、考試。依此類推，維持固定的上課流程。

祕訣 213

漸進要求

堅持？固執？如何拿捏？當發現自閉兒的固執不合情理，建議你，**仍需要捍衛**

你的底線，溫柔而堅定，避免輕易妥協。如果，你認為孩子的固執合乎情理，或許可以順應他的要求。

祕訣 214

情緒的轉換

轉移，讓自閉兒的負向情緒有個適時的寄託與轉換，是維持你課堂的教學節奏，關鍵性的一項技巧。如何轉移？該轉移至哪些事物上？這要視你對於眼前的孩子熟悉到什麼程度。**請試著先收集能夠讓他情緒安撫的刺激或物件，必要時，讓這些元素出現，轉換他的注意力。**讓他接觸這些事物，穩定情緒。

祕訣 215

簡化刺激

當自閉兒不知所措時，先簡化你的刺激，無論是說話或行動。給自閉兒一些時間自我緩和情緒，他會謝謝你的同理及包容。

祕訣 216

溝通密碼

和自閉兒建立一些彼此的密碼與暗語，就像投手與捕手之間的合作默契，讓他知道你現在所要傳達的訊息是什麼。

祕訣 217

直接告訴他做什麼

直接告訴自閉兒哪些事情他在當下可以做，**清楚地傳達訊息，他的思緒也會比較清晰**。畢竟，負向提醒總是令孩子模糊焦點、心生討厭。

祕訣 218

輔以文字溝通

必要時，輔以文字書寫的方式與自閉兒進行溝通，如此多少能夠讓他更理解你的意思。

祕訣 219

協助選擇玩伴

請發揮舉手之勞，**幫自閉兒選擇玩伴**。熟悉的友伴，支持的同儕，對於自閉兒是相當重要的。

祕訣 220

不要求馬上加入

任何新的活動，**請讓自閉兒有段觀察的時間**，不用急著馬上要求他加入。

祕訣 221

避免遲到或缺席

準時，對自閉兒的學習適應來說，仍然是王道。遲到或缺席，對於掌握情境能力較弱的自閉兒終究不是好事。

祕訣 222

從關心話題切入

善用自閉兒的興趣與關心的話題，從這一點切入，許多社交技巧訓練可在他的優勢能力上，開始產生。

問題三十二
當孩子不懂上課內容

「老師，雨松都不知道我們在玩什麼，球都自己拿在手上，一直轉來轉去盯著看，球也不丟出來，很浪費時間耶。都快要下課了，我們這一組都還沒有下場玩到。」明暉不時抱怨著，因為他們這一組已經等了快半個小時，結果體育課的躲避球分組比賽都還沒有輪到。

「老師，他不要下場比賽啦！叫雨松在旁邊撿球好了。」阿田在旁建議著。

「撿球？不是撿到之後，他還是拿在手上不丟出來。」明暉語氣有些火大。

「啊，不然叫他當裁判也可以！」

「當你個頭！」明暉大手一揮，往阿田的後腦勺巴下去。「他如果可以當裁判，我都可以出國比賽拿金牌了。」

其實，體育課，金剛老師也在想著這個問題。「到底該不該讓雨松上這堂躲避球課？」

融合，很好說。但是金剛老師知道融合挺難做的，是不是都要讓雨松跟著大家上同樣的課？無論這一節是跑步、跳馬、躲避球、游泳或樂樂棒球。金剛老師當然知道雨松的游泳能力在班上是數一數二，也因為這一點，讓大家對於雨松還能夠接受，雖然他常常在游泳以外的項目上不知所措。「但是，總不能叫他每節都泡在水裡面嘛！」

金剛老師回想自己第一年代課時，某班曾經有一名腦性麻痺的小女生，那時班上正上到躲避球課時，同學都推派她擔任裁判。雖然她行動不方便，口齒表達也不清晰。但是在她那徐緩的動作上，同學倒也認真地聽從她的判決，彼此都樂在其中。至於跑步課，同學跑兩圈，她則在同學的陪伴下，推著輪椅走一圈。「這應該就是一種融合吧？」金剛老師心裡這麼想著。

「那雨松呢？他手腳健全，動作協調比當時的小女生都來得好，但是為什麼這回在帶這個班的時候，感覺狀況多很多？是因為小女生靜靜地待在那邊，而雨松卻總是讓別人感覺受到干擾？」

是誰最後可以像法官一樣，來判定雨松能不能上躲避球課？或者，關於上課這件事，並非全有全無，只是必須動腦來思考，該如何讓雨松上這堂課？「或許在一旁當觀眾也是一種選擇，無論任何形式，只要能夠參與就行。」想到這裡，金剛老師的心裡踏實多了，而自己也大概知道怎麼做。

班級經營與融合的祕訣指南

祕訣 223

思考孩子學到什麼

在上課鐘響前，或許你可以先思考：「我可以在這節躲避球課，讓自閉兒學習到什麼？」**面對班上的自閉症孩子，請先不要心中一片「自閉症」烏雲籠罩，認為他什麼都很難參與，而畫地自限。**同樣的，在其他的課堂上，你也可以先如此想想。

秘訣224

躲避球，只是媒介之一

本文裡的躲避球，只是媒介之一，這就如同自閉兒在學校裡的其他課程或活動安排一樣。有時在思考上，**重點並非在於孩子可以上什麼、不可以上什麼，而是當選擇接觸這樣的課程時，我們可以怎麼安排規劃，讓孩子達到原先所預定的目標。**

秘訣225

目標的選定

例如想一想，進行躲避球時，我們可以設定哪些目標。

提升對情境轉換的適應能力。

提升對於不同情境的判斷及理解能力。

加強社會行為及人際互動能力。

建立親密的友伴關係。

建立比賽及輸贏的概念。

建立競賽及合作的概念。

提升同儕合作默契。
提升團體參與能力。
提升正向行為的模仿及學習能力。
提升危險意識及自我保護能力。
提升自我控制能力（維持適當專注力、持續性、活動量及衝動控制等）。
提升理解及遵守遊戲規則能力。
提升眼神接觸能力。
提升對班級情境的理解能力（知道班上同學此刻在做什麼）。
提升手眼協調能力。
認識自己在團體中的角色。
降低自我刺激行為出現的頻率。
除此之外，當然還有其他你希望能夠達到的目標，這部分都可以腦力激盪想想。

祕訣 226

高手的挺身相助

在教學活動上，相當建議你先選定與訓練特定的學生，作為協助你的協同教練或高手。**在教授課程時，並非都是老師亦步亦趨地跟在孩子身邊，**你可以透過這些對於遊戲規則較熟稔、情緒表現較穩定、對同儕異質性接受度較高的孩子來扮演這個角色，如同熱情小幫手。

秘訣227 每個人都有功夫

在融合及課程教學上，任課老師其實有一份相當關鍵的任務與角色，也就是如何找出每個人在團體中能夠發揮的優勢功夫。例如有些孩子是神準、力道強勁的攻擊手，如同投擲九宮格棒球一樣，凡丟出必中；但有些孩子則是防禦功夫好，如同神捕一樣，往自己眼前丟來的球，二話不說，統統逃不過他的手掌。同樣地，有的人很會發球，有的很會躲，有的總是熱情在旁拍拍手。

秘訣228 讓烏雲隨風而逝

「自閉」兩個字，很容易讓我們自然而然地築起一道牆，一道阻隔你我溝通的牆。

「自閉」兩個字，很容易讓我們不假思索地自覺以為，反正就是這回事了。

「自閉」兩個字，很容易讓我們對你的熱情與期待，像浸過水的木炭般被澆息，火燃不起來了。

「自閉」兩個字，對你到底是好？還是壞？

「自閉」兩個字，對我們是一種瞭解的機會？還是一種尋找藉口的理由？

「自閉」兩個字，絕對不是你所樂於期待在自己生命中所發生的無奈。

「自閉」兩個字，應該是讓我們瞭解，許多未知的心靈需要用心理解。

「自閉」兩個字，應該是一種讓我們鍥而不捨地思索該如何解碼的過程。

所以，我們可以想想，是自閉兒該學習如何表達自己的想法？還是我們應該學會如何理解他的心情？我想，彼此都需要往前推進一步。

問題三十三
如何訓練人際小幫手

「小麥，把國語課本拿出來，像這一本。」大米從書包裡拿出國語課本第二冊，一邊說，一邊慢動作示範給小麥看，語氣輕柔，說話不疾不徐，但也不會故意拖長尾音。

小麥第一時間，仍然對大米笑著，但雙手沒有跟著動作。「小麥，把國語課本拿出來，像這一本。」大米將這句話再說了一次，並先用手指了自己的國語課本。隨後，再指向小麥的書包，並做出將書包打開、課本拿起來的動作。這回小麥似乎懂了意思，微笑地做出拿課本的動作，並自言自語：「小麥，把國語課本拿出來，很棒。」這時連大米也開心地笑了。

大米是小麥在班上的小幫手，也是班上第五個、但是卻是第一個能夠比較成功地扮演同儕小幫手的角色。「老師，小麥都不聽話，也都不理我，我叫他去上廁所，他都沒反應，很浪費時間耶，下課都沒有時間玩。」第一位小幫手阿朝抱怨著。

「小麥，過來玩溜滑梯，快一點過來，你再不過來玩，我就不管你，我要自己玩囉。」隨後，只見第二位幫手Smith說完後，就索性自己溜起滑梯，開心地一遍再一遍。這時，不知所以的小麥先望著自己的左手晃動著，隨後，就興奮地在遊樂場四處奔跑。

「美莉，你不要哭了，美莉。」這時同學圍著不時啜泣、流淚的美莉安撫著。「老師，不要再叫美莉當小麥的幫手啦！他又不理她，而且還用手抓美莉的頭髮，害美莉一直在哭。」這時，向老師抱怨的娜娜是小麥的第三位幫手，但是這角色只當了一天，隔天媽媽就在聯絡簿上寫著：「老師，不好意思，關於娜娜當小麥小幫手這件事，我想還是算了，孩子回來一直跟我抱怨下課都沒有時間玩，還要照顧小麥。」至於美莉則是這兩個禮拜內的第四位。

為了小幫手這件事，讓導師琇晴一直感到有些頭痛。「吳老師，怎麼辦，才兩個禮拜小幫手就已經用了四個了耶，我們全班才二十五個人，再這樣用下去，不就一下子就沒戲唱了。」導師向資源班吳老師訴苦：「但小麥爸媽又一直拜託我，希望有同學可以當小幫手，至少在班上有人可以跟小麥互動或有人陪他玩。」

「不然麻煩琇晴老師，你再選一個較願意跟小麥互動的同學，情緒愈穩定愈好，我下課時到班上來教教他們怎麼互動，或許狀況會好一些。」大米也就是在這種情況下，在經歷連續兩週資源班吳老師的引導與示範之後，在與小麥的互動上，漸漸駕輕就熟，同時也樂在其中，小麥與大米兩人幾乎成了班上的好伙伴。但問題也來了，因為感染流感的關係，大米已經連續請病假三天，這時在班上突然失去支柱的小麥，不穩的情緒也在班上連續折騰了三天，讓琇晴老師與同學大喊吃不消。

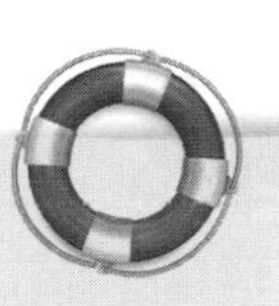

提升班級經營與融合的祕訣指南

祕訣229　小幫手職前訓練
祕訣230　找出現存的優勢所在
祕訣231　玩對方喜歡的遊戲
祕訣232　協助用在刀口上
祕訣233　我也是小幫手

祕訣229

小幫手職前訓練

關於自閉兒的小幫手，請記得這些同儕或小朋友不是隨便找找、交代交代他們陪自閉兒玩就好。你多少知道與自閉兒互動的難度是頗高的，**為了預防小幫手們在與自閉兒互動上產生挫折，人際互動與社交技巧的職前訓練的確有必要。**

建議先由熟悉班上同學特質的導師來選擇對象，建議一次人數二到三位。隨後並委由資源班老師利用下課時間來協助這些小幫手進行職前訓練。讓小幫手們對於如何與自閉兒互動先有一些概念、技巧與經驗，對於彼此未來的互動，正向的經驗值也會比較多。

祕訣230

找出現存的優勢所在

「嗯！我發現小麥對於拼圖的技巧反應很精確，對於分散四處、支離破碎的小碎片，好像想都不用想，就知道原來的圖案長什麼樣子。大米你看要不要先和小麥玩拼圖，他應該會很有興趣的。」

建議先由大人來引導小幫手，練習找出與發掘自閉兒原先所感興趣的活動或已經具備的優勢能力，或當下正在注意的刺激。這一點非常重要，如果連大人都不是那麼容易發現自閉兒當下的興趣，或注意的事物，那麼，要讓小朋友來找就顯得更加困難。

祕訣231

玩對方喜歡的遊戲

「小麥，你要不要玩軌道車，很好玩喲，要不要玩啦！說話啊！」「老師，小麥問了都不說耶，他還是在玩他的積木，他都不理我耶。」「小麥，不然我們來玩大富翁，好不好？大富翁很好玩喲，一起來玩嘛！」「老師，小麥還是不跟我玩耶，好無聊喔！我自己玩好了啦。」

一般小朋友很容易有一種傾向，玩就要玩我認為該玩的，而不管對方現在在玩什麼。如果是這樣的話，那麼小幫手也就太自我中心了，不過協助自閉兒時，總不能自己說了算。**提醒小幫手，可先從自閉兒所感興趣，或當下正在進行的活動開始和他玩**，例如拼拼圖、堆積木、推玩具車等，不一定要自閉兒去玩小幫手自己想玩的活動，例如上面所提到的軌道車、大富翁等。

祕訣232

協助用在刀口上

如果你發現孩子需要練習移位走動，例如從教室走至廁所，或從資源班回到原班教室，**提醒小幫手，不一定要手牽手**。可先讓自閉兒走在前方，小幫手走在後方。

如果自閉兒突然間不動、不走了，這時，輕輕碰觸一下他的肩膀或後背，引導他繼續往前。

祕訣 233

我也是小幫手

自閉兒在班上並非一直扮演著被幫忙的對象，在他的能力範圍內，其實也能讓他進行角色轉換，從被幫忙調整成幫對方的忙。有時幫忙不一定要幫大忙，縱使只是一點小小的協助都可以。例如可以讓自閉兒在認得字的情況下，讓他唱名發聯絡簿，或者在體育課一起與同學幫忙收球至球箱內。

問題三十四
當孩子被同儕霸凌

「嗨！怪胎，你的眼睛在看哪裡？有本事，就看我啊！看我啊！我讓你看啊！」在高職部的教室走廊上，吳道對著天宇如此叫囂著：「來看我啊！來看我啊！」接著挺起胸膛，一步一步趨前靠近，這讓天宇感到不知所措。

天宇坐在座位上，焦慮地一直翻動書包，搜尋抽屜，不時翻看桌上的課本，緊張地尋找他這節要上的英文課本，他不停地喊著：「怎麼辦？怎麼辦？課本不見了！不見了！怎麼辦？」原來坐在隔壁的大龐，下課時，惡作劇地將天宇的英文課本偷偷塞在資源回收桶裡。

吳道學起《那些年，我們一起追的女孩》電影裡柯騰的對白，並要求天宇跟著說：「沈佳宜，我很喜歡妳，非常喜歡妳，總有一天，一定會追到妳。」「我就是笨蛋啦！大笨蛋才能追妳這麼久！我就是什麼都不懂啦！」並把他推向班上清秀、文靜

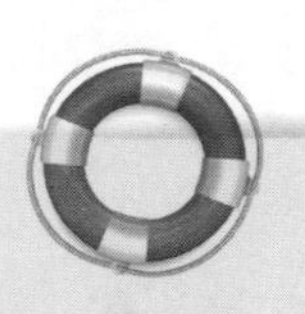

的可萱面前。

這時，大龐也刻意模仿起電影裡沈佳宜的音調，站在可萱的背後，對著天宇回著：「我又不喜歡比我笨的男生。」這時，吳道與大龐的一搭一唱，並推著天宇往可萱的面前，只見天宇當場嚇得不知所措、愣在現場，頓時全班笑了起來。這時，他們倆也攤開雙手在胸前晃，並展露出驕傲的得意表情。

天宇回到家，整晚坐在房間的床沿，口中不時喃喃自語：「我又不喜歡比我笨的男生。」「我又不喜歡比我笨的男生。」一遍又一遍，這景象讓媽媽感到有些擔心與焦急。「這到底是怎麼一回事？天宇從放學回來後，就一直待在房間喃喃自語，說些什麼我又不喜歡比我笨的男生。他到底想說些什麼，難道今天在學校發生什麼事情嗎？」

祕訣234 羅馬競技場

同儕霸凌，雖然不是自閉兒才會遇見的殘酷專利，但是當孩子處在先天語言及非語言的溝通困境、在社會能力與人際察覺上相對弱勢，同時常伴隨固執、刻板、重複、他人視為怪異的行為或動作時，這群自閉兒容易陷在不友善的團體裡，深受如同處在羅馬競技場的恐懼壓力中，而驚慌失措。

自閉兒不一定對於人際需求沒有回應，很多時候只是不知該如何與他人互動。社會線索的錯誤解讀，往往是這群孩子在人際關係上的困境，特別是當自閉兒被故意激怒時。在如此的社交競技場上，他們往往屈於下風，甚至常常以歇斯底里的情緒收場。

自閉兒真的不善於因應一波波的同儕言語或行為挑釁。這會讓他們的思緒亂了陣腳，並如同受了傷的獅子般在競技場上痛苦、哀號。

沒有人希望孩子常處在如此的殘酷情境，讓自閉兒深陷在如此的霸凌氛圍裡。我們的孩子在學校是否不快樂、是否沒有朋友作伴、是否不喜歡上學、是否容易被捉弄、孤立、嘲諷、排擠、是否將心靈緊閉。在霸凌這件事上面，當大人選擇袖手旁觀，這時，孩子將無法改變什麼。

祕訣 235

不能說的祕密？

診斷是一種溝通，但這種溝通卻是需要建立在良性的互動上，而不是最後成為理所當然的標籤。在同儕關係上，是否能夠認識、理解與接納自閉症這樣的特質，在說與不說之間，在接受與拒絕之中，徘徊、擺盪，往往取決於我們怎麼看待「自閉症」這名稱。

最不想看見的，就是例如「哎呀！反正自閉症的人際關係就是不好嘛！沒有同理心嘛！你和他說這麼多，他也不見得能夠懂啦！浪費時間。」等偏頗或拒人於千里之外的推託之詞。

最理想、也是我們一起努力的畫面，是在生活周遭裡，多數人對於自閉症的特質都能夠有清晰的瞭解，也能夠接受處在這世界裡的每個人，只要在不影響他人的前提下，都有著屬於他自己獨特的特質或生活方式。

祕訣236

其實你懂我的心

當你覺察到自閉兒在外有被同儕霸凌的跡象，無論孩子是否能夠主動或順利表達這件事，**建議你先試著同理，並幫他說出心裡的感受。**這件事，真的需要我們努力來做。

關於情感上的反映，視你覺察到自閉兒可能出現的感受，並給予貼切地回應，無論這些情緒是生氣、憤怒、傷心、難過、害怕、恐懼、無奈或委屈等。引導孩子嘗試將事件的經過還原倒帶，如果他的表達能力許可的話。讓他詳細述說過程，陪伴他走過一遍，感受他的心情，或許自閉兒可能不太清楚被霸凌是怎麼一回事，但不表示他沒有感覺，也許只是我們還不太能夠懂他的感覺。

祕訣237

子宮、羊水、保護神

若自閉兒在校園內常處於受霸凌的威脅中，站在父母的立場，以及考慮到孩子能夠處在友善校園的權利，在此，**你我應該將孩子需要免於受暴的想法，慎重地讓老師與校方知道，因為這是最基本的底線，無論孩子是一般生，或是自閉症。**

如何讓自閉兒所處的環境，能夠像在母親的子宮中，獲得基本的安全，甚至有如羊水般地保護著他？建議老師，可以先從班上建立起保護神的概念做起。保護神，有如孩子在校園內的天使，這些同伴能夠適時並敏感地觀察到自閉兒即將處在受暴威脅的狀況，並能夠及時挺身相助。讓同學知道欺負自閉兒容易，但真正的勇者是學會如何保護這些孩子不會受欺負。

保護神、天使，是需要我們特別來引導他們如何瞭解自閉兒的特質、行為模式、對周遭事物的看法、感覺、反應，以及重要的相處之道。這部分，在校園內，可委請資源班老師或特教老師代為協助，或由父母來協助溝通也行。

問題三十五
如何進行班級衛教宣導

「你看那怪胎又在自言自語了。」「每天都在看昆蟲圖鑑怎麼都不會膩？」「我看他以後就和蟋蟀、蚱蜢、蜻蜓、蜘蛛住在一起，上班聊天好了！」教室裡傳來同學一陣一陣的嘻笑聲，但是哲平仍然自顧自地認真翻閱著世界昆蟲圖鑑。

老師常感到納悶，為什麼哲平下課總是喜歡自己一個人窩在教室裡看書，或是獨自在校園生態池附近徘徊、遊蕩。「是害羞嗎？」但是老師發現他在與同學起爭執時，倒是也挺會爭辯。說他被動嗎？哲平也會主動來找老師講話，只是眼睛常常不敢正視對方，或重複在原話題打轉。

哲平對於時間很敏感，每當上課鐘響，老師如果沒有立即開始上課，哲平總是會不停抱怨與催促：「老師，現在已經十點三十分，你怎麼還不上課？你不是教我們要準時嗎？」老師也發現，很多事必須先跟哲平事先交代好，如果臨時請他幫忙收聯絡簿，他也會很有意見地回你：「老師這你沒說，我不收，這不關我的事。」直來直往、不修飾的個性，也讓哲平在班上樹立了不少敵人。「你幹嘛老愛說我？」瓊玉氣得哭了出來。「妳本來就長得像矮冬瓜，這麼矮？妳是家裡窮到沒飯吃是不是？要不要我捐發票給妳啊！」哲平邊說邊誇張地捧腹大笑，一旁同學則邊安慰著瓊玉，眼睛邊瞪著搞不清楚狀況的哲平。

就連上一節數學課，當老師把考試成績發下去時，面對子彥的滿分考卷，哲平也脫口說出：「你是不是考試作弊？不然怎麼可能考一百分？」讓子彥憤怒到差點衝出來對著他揮舞拳頭。

面對哲平在班上讓同學直呼怪怪的行為反應，老師有些不知所措，心想：「該如何與孩子們談論哲平的身分與狀況？」「亞斯伯格症」這名詞，老師並不陌生，在校內的特殊教育研習中，自己曾經聽過這個與自閉症類似，但又明顯比自閉症輕微的診斷。

「該不該和同學說哲平其實患有亞斯伯格症？如果說了，這些小學三年級的小朋友會懂嗎？還是說了之後，反而容易出現貼標籤的反效果？」老師在說與不說之間感到有些兩難。「但是，如果不說，會不會同學在不瞭解哲平的情況下，彼此關係將更惡化，這樣會不會對哲平也不公平？」每每想到這裡，老師又要煩惱今天晚上是不是又要失眠了。

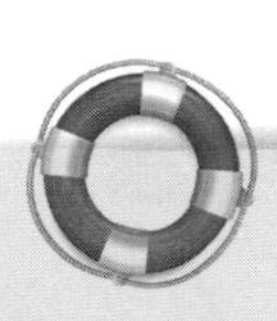

提升班級經營與融合的祕訣指南

聚焦相處之道

雖然讓身旁的人認識疾病，是很重要的事，但是在現實的校園中，要在很短的時間內，讓班上同學知道「什麼是自閉症？」「自閉症到底是怎麼一回事？」「為什麼會有自閉症？」真的是緣木求魚。

除非，班級老師能夠在平時不斷地引導同學認識「自閉症到底是怎麼一回事」。否則，在班上過於強調診斷或疾病，反而容易變成一種刻板的標籤化。我想，

班級衛教的重點，可以聚焦在「如何與自閉症同學的相處上」。

祕訣 239

搭建優勢舞臺

讓同儕能夠第一眼就看見自閉兒的優勢或擅長的能力，這麼做，多少可以轉換同儕們對於自閉兒可能存在的刻板印象。只要我們願意讓同儕看見自閉兒所專精的這個部分，並搭好舞臺，讓這份氛圍呈現出來。

祕訣 240

建立互動社群

在校園內，針對自閉兒所擅長的領域，如果你願意（誠心希望），甚至可以試著為這些孩子開辦社團或互動社群。假設孩子對於捷運系統非常熟稔，這時，就可以成立捷運系統互動社群；當孩子對於特定鳥類非常專業，這時則可以組成鳥類研究的小組討論；當孩子優游於打擊樂中，參與社團也是選擇之一。讓自閉兒處在自己的專長內，再來面對較為弱勢的社會互動，他的壓力指數便可以舒緩一些。

祕訣 241

人際圈超連結

當自閉兒在校園時，如果要讓他們自己想方設法，主動與班上的同學認識，甚至進一步互動、相處，維繫較為親密與穩定的同儕關係，通常有一定的門檻與難度。

為了增加自閉兒在班上與同學的超連結互動，這時，真的需要老師的舉手之勞。精挑細選，幫這些孩子組個人際圈，初期只要二至三個同儕超連結就能產生關係。

與其期待自閉兒在班上認識全班同學，倒不如試著與班上特定的同學維繫較為熟悉、深入的人際關係。這關係無論是爭執，是合作，是協調，是吵鬧，是衝突，或是體諒，只要讓時間轉圈轉多了，這些關係連結通常就會因為熟悉而增強。

祕訣 242

影像中的自閉兒

診斷或症狀的描述，對於接收訊息的孩子來說，畢竟終究是抽象了些。目前在國內已經有發行自閉症相關或亞斯伯格症的影片ＤＶＤ或藍光ＢＤ，可以透過影像的介紹，讓班上的孩子們更能夠理解、熟悉眼前這位不同於多數人的同學，他所關注的世界究竟是怎麼一回事。

《雨人》（Rain Man）

《遙遠星球的孩子》（Children From The Distant Planet）

《一閃一閃亮晶晶》（Twinkle Twinkle Little Star）

《海洋天堂》（Ocean Heaven）

《當愛來的時候》（When Love Comes）
《他傻瓜誰聰明》（Elling）
《阿蒙正傳》（Simple Simon）
《我的名字叫可汗》（My Name Is Khan）
《我的星星兒》（Loving Lampposts）
《星星的孩子》（Temple Grandin）
《摯愛》（House of Cards）
《終極密碼戰》（Mercury Rising）
《雪季過客》（Snow Cake）
《我的火星小孩》（Martian Child）
《吾愛無悔》（The Black Balloon）
《馬拉松小子》（Running Boy）
《致命巧克力》（Chocolate）
《巧克力情緣》（Mary and Max）
《馬背上的男孩》（The Horse Boy）
《築巢人》（A Rolling Stone）

以電影藝術為媒介，如同一面鏡，一扇窗，讓我們覺察與認識自閉心靈的內在世界。這些影片所呈現出的僅是自閉患者的細微片段，不代表自閉症全部，但可以讓你對於自閉症更瞭解。

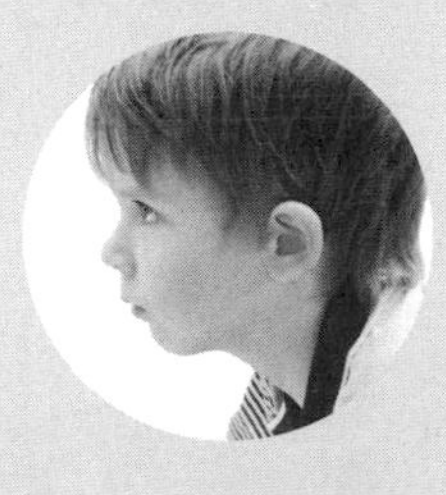

第七章

遊戲與人際關係

玩遊戲，看起來是再自然不過的事，有人甚至天真地認為根本不需要學習就會。但是很抱歉，對部分自閉兒來說，玩遊戲其實是一種相對陌生、需要一步一步學習的事。特別是當遊戲又牽涉到人際關係的建立、發展與維繫上，玩，就成了不得不學的一道關鍵力養成；而玩遊戲對於父母及老師來說，也扮演著一扇重要的窗。透過這扇遊戲窗口，可以讓我們了解自閉兒的認知、語言、行為、情緒、社會能力，甚至於粗大和精細動作的發展，以及生活自理能力的狀況表現。當然，隨著年齡的逐漸增長，遊戲內容、人際互動及兩性關係的要求指標也同步升等。「今天，你和自閉兒玩了嗎？」專注凝視，展露你的微笑，張開你的雙臂，向前和孩子一起玩吧！

問題三十六
當孩子不會玩遊戲

「不要管他啦！他又不會玩！只會站在那邊看樹葉、轉圈圈，我們自己玩啦！」話一說完，綽號袋鼠的戴明哲轉身繼續往前跑。「來啊！來啊！換豆皮當鬼了，快來追啊！」這時一群二年二班的男生，就開始在前操場玩起鬼抓人來。

永福看著這一群人，跑過來、追過去。當鬼的豆皮，一下子順時鐘跑著抓人，一下子又逆時鐘跑給人抓。六、七個小男生就像一陣風，忽然往東吹過來，突然又往西飄過去，個個滿頭大汗。再加上追逐時的尖叫聲，讓永福愈看愈興奮，不時擺動著雙手，開心地跳著，隨後又轉起圈圈來。

「老師不是要你教他玩嗎？怎麼你都只顧著自己玩！」有對雙眼皮、大眼睛的明明生氣地雙手扠腰、瞪著跑得上氣不接下氣的袋鼠。「不然你們女生陪他玩啊！永福最愛和女生玩了。他不是愛轉圈圈嗎？你們乾脆就玩桃花桃花幾月開好了，這最速配。」說完，袋鼠與豆皮嬉鬧地跑回教室。

「玩遊戲不是很簡單嗎？為什麼永福都不會玩？只愛看樹葉，不然就轉圈圈。」阿幸疑惑地問著明明。「我也不知道啊？但是你們沒看永福也有在看袋鼠他們玩鬼抓人嗎！我在想，他應該也很想玩，也覺得很好玩，所以才開心地在那跳來跳去。」細心的明明這麼想著。

「可是，他上次在玩紅綠燈時，一直笑著跑來跑去說紅、紅、紅，還說到被袋鼠他們罵。後來讓他當鬼，豆皮喊紅，停在那邊不動。結果永福就一直很興奮抓著豆皮的衣服不放，還把他的手臂抓傷耶！」阿幸把她知道的訊息，詳細地告訴自己在班上最要好的同學明明。

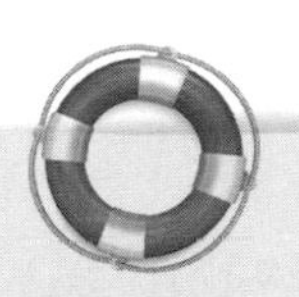

提升遊戲與人際關係的祕訣指南

祕訣243　不是每個人天生都會玩遊戲

祕訣244　讓孩子走進遊戲的天地

祕訣245　先觀察，再入場

祕訣246　老鷹抓小雞

祕訣 243

不是每個人天生都會玩遊戲

遊戲，理應是一項孩子與生俱來的基本能力。在遊戲中，往往讓孩子感受到樂趣，並激盪出發展的能力。這些內容，包含了屬於感覺動作的刺激、粗動作與精細動作的練習、認知及語言的學習，社會情緒與人際互動的成熟，以及日常生活技巧的經驗累積等。

但是，許多大人認為孩子理所當然應該會玩的遊戲，對於許多自閉症孩子來說，總像中間隔著一層紗，讓他們似懂非懂；或隔著道牆，不得其門而入。**原來，有時遊戲並非每個人都會。**

由於語言溝通與社會能力發展上的限制與困境，使得自閉兒在遊戲過程中，往往容易停留或陷在遊戲較為初階的發展漩渦裡。例如常表現出無所事事、自己獨自玩遊戲；好一些的情況，則是逐漸進入旁觀遊戲（就像永福看著袋鼠與豆皮等同學玩鬼抓人）或平行遊戲，但距離合作性、規則性的遊戲則稍嫌有點遠距離。

祕訣 244

讓孩子走進遊戲的天地

但是，這並不表示自閉兒就沒有機會玩一般孩子常玩、很基本的遊戲活動。**如**

果我們願意引導他、協助他，就有機會激發出自閉兒的遊戲能力。孩子的發展有時如同一畝田需要長期來灌溉，特別是對於學齡前幼兒來說，遊戲更是最直接、也最自然而然的方式。

透過不同的遊戲，各式各樣的玩法，隨著年齡的逐漸發展，孩子也不斷從感覺動作的探索階段，一步一步往早期使用物體能力的功能遊戲，順著想像與裝扮遊戲、建構遊戲與規則遊戲等一路挺進。

祕訣245 先觀察，再入場

對於自閉症孩子來說，無法適當理解遊戲或活動規則，往往容易在隨後的同儕關係中，經驗到被排擠，或處在現場不知所措的情況，並進而感受到挫折，衍生出負向情緒。**有時，孩子需要練習先當觀眾。**有時，他像個新手般，需要有較為熟悉及熱誠的同儕，如同教練般地來引導他如何玩遊戲。特別是，如果你發現他已經從獨自玩，慢慢轉移至可以在一旁觀看別人玩的時候。

祕訣246 老鷹抓小雞

我們試著把場景拉到校園裡，以小朋友玩「老鷹抓小雞」的經典遊戲為例。從這過程中，來思考如何引導自閉兒加入同儕的互動，以及在當中應該注意的事項。

期待自閉兒能夠與同儕一起玩遊戲，我想是許多大人，甚至孩子本人的夢想。

老鷹抓小雞，三種角色。老鷹、母雞及一群小雞，三種人際互動的角色定位。

當自閉兒初次進入這「攻擊—保護—躲藏」的動態遊戲中，我們該如何來依他的身心特質，逐步選定角色？

目標導向需要很明確的老鷹角色，對於人際互動傾向於被動與疏離的自閉兒來說，一開始並不適合扮演。

那如果扮演伸展雙翅的母雞保護者呢？這對於觸覺防禦傾向於敏感的自閉兒來說，也算是一件苦差事，特別是身後有一群緊緊抓住母雞尋求保護的小雞群時。

同時，扮演母雞，面對張牙舞爪的老鷹，對於社會情境線索判斷不甚明確的自閉兒，也容易摸不著頭緒，並因而感到焦慮與躁動。

慢慢來，或許先讓自閉兒從小雞扮演起。

但是，請別安排在最後一隻小雞。以免在母雞帶著一群小雞的左搖右晃下，把他晃不見了。

畢竟，最後一隻小雞仍然需要能夠主動地抓住前一隻小雞，這一點還是需要給孩子一些實際體驗。

或許先從中間的小雞開始，同時，安排在他後面的小雞，只要較為溫柔、輕輕地抓著他即可。

至於自閉兒能夠升等到哪裡？

我想，進階至母雞的角色是沒問題。

但是在他後面的小雞，我想可能還是需要一名有駕照的經驗小雞，隨著他在背後的輔助駕駛，讓自閉兒母雞試著往左飛、向右擋。

自閉兒能不能與同儕一起玩遊戲？這答案當然是肯定的。**給他機會，安排適當的角色作為起點，孩子終究也能有機會感受到與同伴玩耍的樂趣。**

問題三十七
如何進行親子遊戲

「怎麼辦？不只米果不會玩，連我這個做媽媽的也突然不知道該怎麼玩？什麼時候玩遊戲這件事，竟然變得如此困難？」米果媽感到有些無助與無奈。

「可是，米果媽，你家裡不是還有一個米果妹嗎？那妳都跟她玩什麼？」治療師問著。「嗯！和米果妹就真的無所不玩了。雖然，中班妹妹和米果差兩歲，但她可是挺會玩的耶。無論是和她玩扮家家酒、拿著毯子在地板上、玩麋鹿拉雪橇，或者打枕頭仗，這可是一下子都說不完呢！」米果媽難得展現出自信的笑容。

「如果不談米果，說真的，我還真覺得自己是一個滿稱職的媽媽呢。嗯，應該說，也是一個很好的玩伴啦！每次米果妹都玩得很開心，也很愛找我這個做媽的玩。」

「這就對啦！妳是會玩的啊！不是妳剛剛說的不會玩的媽媽。」治療師再度肯定了米果媽。「但是，江老師，你知道，米果和米果妹，雖然差一個字，個性可是差很多耶。和米果妹玩，我真的腦筋轉得很快。再怎麼說，我畢竟是幼保系畢業，也當過保母呢。但是，遇見米果，我就真的不知道該如何是好了。」

「米果媽，妳把自己框住了啦！或許米果的社會能力與溝通是不盡理想，但妳可以把和米果妹玩的遊戲，也和他試試看。只要妳熟悉米果的個性和行為模式，說真的，還是有機會能夠與他玩起來的。相信自己，動手試試看吧！」

「我真的可以嗎？自閉症的米果也可以這麼玩嗎？我還在想，像他這樣的孩子一定需要很特別的遊戲。只是每次想著、想著這些所謂特別的遊戲，因為實在是想不出來，所以愈想就愈挫折。有時，還在想，乾脆放棄算了。」米果媽的心裡，突然清楚了起來。

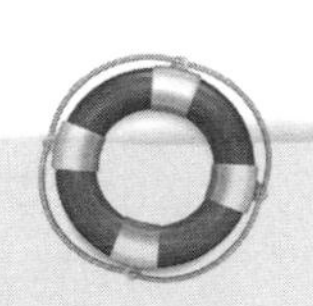

提升遊戲與人際關係的祕訣指南

祕訣247　遊戲序曲

祕訣248　雞肉捲與飯糰

祕訣249 Give me five
祕訣250 手電筒之舞
祕訣251 微笑的眼神
祕訣252 雙胞胎演奏會

祕訣247 遊戲序曲

親子遊戲，是一種最貼近人性、最自然，也是最經濟，同時能夠將彼此情感距離拉近的活動。在這些遊戲中，你可以選定心中所關注的目標，讓孩子藉由親子遊戲，獲得成長所需要的基本養分。

一起試著引導自閉兒來玩遊戲吧！**建議你，先從他們最感興趣與最擅長的遊戲開始，這是與自閉兒相處時的最基本態度。**關於自閉兒的遊戲行為觀察，你可以先從孩子已經具備的能力著手，在這些特定的事物上，孩子容易感到好奇、注意與樂在其中。在你細微的觀察過程中，再逐漸來釐清孩子在遊戲行為上的優勢能力到底在哪裡，以及可以再改善、調整的領域。

祕訣 248

雞肉捲與飯糰

你可在家準備一張小棉被鋪在床上或地板上，同時先讓自閉兒躺在棉被上，想像成雞肉捲或飯糰。

接著請腦力激盪，想像各種雞肉捲或飯糰所需的材料，例如以各式各樣材質柔軟、無尖銳的玩具或物品充當香料，無論是咖哩、五香或黑胡椒口味。

問問孩子要加什麼料。將這些五花八門的香料加進雞肉捲或飯糰上，並以棉被將自閉兒身體捲起來、包起來，隨後以各種動作，例如捉、捏、掐、拉、拍、拋等方式做成雞肉捲與飯糰。

活動中，你可逐漸達成你要的目標，例如提升親子互動關係、想像遊戲能力、各種認知概念（例如口味或香料）與動作指令、精細動作能力、降低觸覺防禦等。

祕訣 249

Give me five

首先，與孩子面對面，孩子站著、大人蹲著，以維持眼神平視，並雙手合十。

由你開始先將左手打開，面向孩子。此時，孩子立即以右手向大人拍掌，隨後大人瞬間將雙手合十。

再由你開始將右手打開，面向孩子。此時，孩子立即以左手向大人拍掌，隨後大人瞬間將雙手合十。

依此順序類推，左手、右手、左手、右手、左手、右手。

你的左手、右手打開後的位置可任意變換，速度可忽快忽慢，以增加互動時的樂趣。

遊戲中，你可以角色互換，改由孩子手打開，大人拍手，依此類推。

透過 Give me five的互動，將有助於提升孩子的人際互動、視覺專注力、手眼協調、動作反應力、觸覺防禦等能力。

祕訣 250

手電筒之舞

將房間燈光熄滅，孩子必須隨著手電筒的燈光舞動。

當燈光照腳時，孩子必須腳踏步。

當燈光照手時，孩子必須拍拍手。

當燈光照頭時，孩子必須搖搖頭。

當燈光照屁股時，孩子必須扭一扭。

當燈光照身體時，孩子必須蹲下來。

在手電筒之舞中，讓孩子學習如何依遊戲規則做出適當的反應。

祕訣251
微笑的眼神

讓孩子與你彼此面對面坐下來，雙方的眼神必須注視著對方，並保持微笑。可由其他家人一起當裁判，看誰在十秒內（倒數計時，由裁判從十數到一）先笑出來並露出牙齒，誰就輸了。

透過遊戲，提升親子眼神接觸的頻率，以及愉悅的情感表露。

祕訣252
雙胞胎演奏會

讓孩子與你面對面坐著，同時在彼此面前擺放相同的音樂玩具或打擊樂器，無論是鈴鼓、手搖鈴、響板、木魚、蛋沙鈴、鼓棒或三角鐵都可以。

過程中，由你扮演雙胞胎哥哥，負責示範動作。孩子則扮演雙胞胎弟弟，負責模仿動作。

當「演奏會開始」，你（雙胞胎哥哥）必須選擇一至二樣打擊樂器，並以自己的節奏與方式進行演奏。此時，孩子（雙胞胎弟弟）必須立即做出與你一樣的演奏內容（相同的樂器、相同的節奏）。

你可以隨時喊說「換樂器」，並馬上更換不一樣的打擊樂器進行演奏。依遊戲規則，孩子必須立即做出和你一樣的演奏反應。

遊戲中，留意孩子是否總是自顧自地敲打，而對於你的敲打動作沒有反應。

如果沒有反應，建議你，先回到最原始的方式，讓他先拿和你相同的一種樂器，並模仿你的動作打擊。

在雙胞胎演奏會中，讓孩子專注於你的動作，並試著模仿與學習互動。

問題三十八
如何教孩子與別人一起玩遊戲

「我到底應該帶阿金去哪裡玩啊？治療師常常提醒我，要多帶阿金到外面去接觸人、看看人家怎麼玩。這一點，我也有做到啊。只是你哥，阿金爸總是在問我，老是去社區小公園看小朋友玩溜滑梯、盪鞦韆、蹺蹺板，這樣好嗎？妹妹阿銀也一直在抱怨好無聊，為什麼只是在同一個公園玩？我是不是應該多帶阿金四處走走？」媽媽有些疑惑。

「我想，這應該沒什麼衝突吧？去同一個地方的好處是可以認識熟悉的人。而且環境也熟悉，阿金應該也會調適得比較好。」「當然，如果能夠搭配四處走走，這也不是壞事。除了可以開開眼界外，阿金也可以練習適應不同情境的要求與改變。或許這是深度與廣度的差別吧！」從事幼教工作的姑姑補充著。

「在小公園就讓他自己走來走去嗎？每次叫阿金去跟小朋友玩，但是他就只站在旁邊發呆或傻笑，不然就是在玩地上的落葉，或踢小石頭，都不知道他在玩什麼。」媽媽有些無奈。

「我想，應該不是這樣耶。像阿銀比較懂事，對於遊樂設施也比較會使用。在安全範圍內，放手，當然是很棒的一種自我體驗，也可以訓練孩子的獨立性。只是阿金，我倒是建議讓他在熟悉的地方開始練習人際互動，可以先從觀察社會線索開始。聽說，看小朋友們玩溜滑梯是一個不錯的練習喲，你要不要試試看？」

「小朋友不是都會玩溜滑梯，怎麼還要事先看？不就爬上去、溜下來，這麼簡單的一件事？」媽媽又疑惑了。

「這倒不一定！妳應該知道像阿金這樣自閉症的孩子，有許多的遊戲都還是得一步一步教。更何況，像溜滑梯這件事，每個人的肢體接觸、碰撞的機會那麼多，又要學習輪流和等待，你可別小看這個遊戲喲。」姑姑很慎重地回答著。

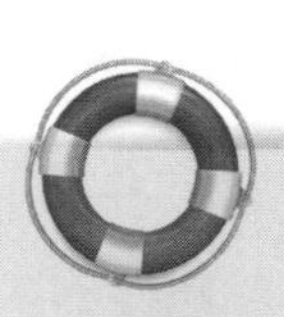

祕訣253　先扮演觀眾

祕訣253

先扮演觀眾

由於自閉兒對陌生情境的調適能力較差，因此當開始選擇讓他接觸人群與團體時，建議先不急著馬上期待他得融入或加入。觀眾，這個角色，會是你可以選擇的第一步。

或許，你會有些疑惑：「孩子不看怎麼辦？」「我們怎麼知道他在看什麼？」「看得懂嗎？」先不要畫地自限，這是我一直強調的態度。沒有開始動手做，就只能原地踏步，甚至很容易隨著年齡增長，不進反退。

請別小看自閉兒相對的視覺優勢，或許，你可能覺得他沒在看，但孩子還是有他獨特的，接收這個世界訊息的方式。或許，他可能常常會扭曲、誤解眼前所見的線索。但是，先從學習當觀眾開始做起，對於人際關係的發展會是成功的第一步。

祕訣 254

觀看場景選擇

「孩子到底要去哪裡看人？」這或許是你的疑問。**其實生活處處都是機會，依你現實中可能接觸的環境為優先，**例如在小公園或校園常見的溜滑梯就是一種選擇。溜滑梯是許多小朋友的最愛，也是未來回憶童年的最佳畫面。同時，溜滑梯也是讓自閉兒學習人際互動的最佳，免費的現場。

祕訣 255

選定觀看對象

開始前，與孩子選擇一個視野最佳的看臺或座位，面向溜滑梯，坐下來。引導孩子一邊觀看小朋友玩溜滑梯，**並將注意力聚焦在特定一個小朋友身上，作為目標對

象，這對象可以從孩子所熟悉的同儕開始。例如：「阿金，你仔細看那位穿白色上衣的小男生。」或「阿金，你仔細看小不點待會要怎麼溜滑梯。」

祕訣 256

解說員現場播報

此時，你的角色像是一位解說員、旁白者、發問者、導覽員，請一一向孩子解說眼前溜滑梯上下的動態畫面。在解說過程中，記得在一些關鍵字上，停頓，加強語氣，再強調。**一開始，你可以先從解說開始，避免一開始就主動發問，**讓孩子萌生退意。當你解說時，請留意孩子是否仿說你的話。

祕訣 257

留意社交關鍵

這些關鍵互動包含了輪流、等待、協助、插隊、爭先恐後、交談、觀看、協調等。**建議你在敘述互動時，先以適當的社交技巧作為主要描述內容，以預防孩子將注意力過度放在不當行為的模仿上。**

祕訣 258

劇情猜測

你可以一邊看小朋友溜滑梯，一邊與孩子進行猜劇情遊戲。例如告訴孩子：

「阿金，你猜猜看，等一下那個穿白色上衣的小男生會做什麼？」或許目標對象的舉動會是排隊、插隊、推擠或放棄。

祕訣 259

換孩子解說

當你的孩子具有語言表達能力，**建議你嘗試與孩子角色轉換，由他扮演解說者的角色**，進行方式如上所述。例如：「阿金，你說說看小不點現在正在做什麼？」

祕訣 260

事先預演

由於孩子在接觸新的經驗（甚至是玩遊戲）時，通常都需要一些時間調適，建議你，**可以優先選擇人比較少的時間，先讓孩子學會溜滑梯這件事**（請記得，不是每個孩子天生就會溜滑梯）。

祕訣 261

進場演練

在會使用硬體設施的條件下，通常孩子的壓力與可能衍生的焦慮會緩和些。接著，就可以開始考慮直接進場，與一般小朋友共同玩溜滑梯。**這時，真正的人際互動接觸正式開始。**

秘訣262

同組人馬

演練時，先以孩子熟悉的同儕開始。你只要在特定時間到特定的公園、遊樂場，通常就會遇見相同的一群小朋友與大人，這時，也是自閉兒學習交朋友的一個契機。藉由相同的一群孩子，經過較長時間的相處，接下來，就可以進行比較深入的社交互動。

秘訣263

延伸類化

溜滑梯，只是一個開始。當你發現孩子在溜滑梯的這個經驗中，學習到一些基本的人際互動技巧時，再來，就可以把這份成功的經驗，逐漸類化到其他的生活經驗上。例如從觀看小朋友玩球，延伸到與小朋友玩球，並依此類推。畢竟，**不同的遊戲，背後都有著不同的社交要求，等著自閉兒去學習。**

問題三十九
孩子如何學習互動遊戲

「如欣老師，不好意思，我心裡一直有個疑惑想要問你。我家明力每個星期三上午第三、四節都被抽出來，上自閉症巡迴班的社會情緒課程。關於課程目標與內容，我都沒意見。但是我比較納悶的是，把一群都是自閉症的孩子集中起來上社交課，到底能幹嘛？

「而且，我發現，明力以前在家裡還不至於玩口水、尖叫、打頭，但是自從上社交課到現在，兩個多月了，這些行為卻似乎愈演愈烈。我實在很擔心他把巡迴班裡其他自閉兒好的、壞的行為都給照單全收，這真的讓我很苦惱耶。

「巡迴班裡的孩子，不都是在語言溝通、社會能力和情緒管理上有狀況嗎？現在把一群自閉症孩子集合起來上課到底幫助在哪裡？這一點，明力的爸爸一直很有意見，昨天還考慮乾脆不要讓他再參加團體課。老師怎麼辦？能不能給我一些理由，好讓我回去跟爸爸溝通。不然再這樣下去，明力可能就真的沒辦法再上團體課了。」

被明力媽媽突然這麼一問，如欣老師頓時感到有些啞口無言。因為自己也開始參與自閉症巡迴班的服務，個別學科的補救或加強，這部分倒還單純；但是，當這群自閉症孩子開始進行社交技巧課程時，要集合所有自閉兒一起上課，說真的，如欣老師的疑惑其實和明力媽媽是一樣的。只是，這件事自己一直放在心裡面，不知道如何去解釋、向誰說或向誰問。

「其實，這群自閉症孩子真的都很善良、純真，彼此在互動上也不至於有惡意。」這一點，如欣老師的心裡是沒有懷疑的。但是，她始終無法說服自己，把這一群社交技巧、語言表達有困難的孩子集中在一起，真的能產生正向的團體動力，更別說，當這群自閉症孩子彼此出現自我刺激或激動情緒時，可能產生的負面效應。

如欣老師曾經想過：「如果能有一般同儕加入團體，那不知道有多完美。」但是，她也知道在巡迴班裡要加入一般生這項元素，難度是相當高的。「要在上課時間，把其他同學找來一起加入活動，我想，一般生家長一定不會同意。」只是如欣老師一直認為：「能夠和自閉症或其他身心障礙同學相處，對一般生也有很大的幫助。至少，這樣的經驗能夠擴展他們的視野，讓他們看見世界上的各種可能性，並因為瞭解、同理、接納，而讓心更柔軟。」

「而且，我真的也見識過這群孩子彼此協助、安慰、合作、嘻笑或玩耍，只是他們可能用的是自己的模式。」然而如欣老師苦惱的地方在於，在巡迴班的團體課開頭，她設計了許多互動性的團體遊戲，但是進行起來總是如同作戰一樣混亂。「我該如何是好？」如欣老師自問著。

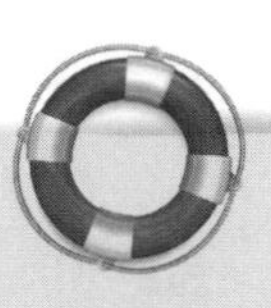

提升遊戲與人際關係的祕訣指南

祕訣 264

首部曲：獨自玩

當你帶著一群自閉症孩子進行團體課程時，建議你，先從獨自玩的內容設計開始。這裡的獨自玩，首要的目標在於讓這群孩子能夠在自己的能力範圍內，先會玩。會玩，至少代表孩子在當下的情境中，情緒總是比較能夠趨於穩定。同時，在獨自玩的過程中，你可以進一步評估每個孩子的能力指標與特質。畢竟，**五個自閉兒，就有五個模樣，而你必須先能掌握每個孩子的模樣。**

在獨自玩的過程中，你可以將訓練目標先設定在常規遵守、維持適當的活動量與專注力等。例如規定每個人先在自己的座位上做該做的事，玩該玩的遊戲（這時，你可以留意孩子們是否出現自我刺激），同時，進一步觀察孩子的注意力與持續性。通常，自閉兒在自己感興趣的事情上，總是能夠維持一段時間，因此，活動內容的選定相當重要。

祕訣 265

二部曲：旁觀遊戲

當順利度過獨自玩的階段之後，接著，你可以採取兩兩一組的方式，讓孩子練習觀看別人玩什麼？怎麼玩？試著開始學習注意別人。

為了誘發觀看行為的出現，在兩人一組的安排中，你可以將彼此的距離拉近，藉由縮小範圍增加觀看對方的機會。同時，請記得移除容易吸引孩子的刺激物。

觀看的內容，可以以孩子自己比較熟悉的內容為主。舉例來說，當明力的興趣是做馬賽克拼貼時，你可以先讓他觀看另外一位小朋友進行拼貼活動。

祕訣266

三部曲：平行遊戲

當你發現孩子已經穩定持續地在觀看別人玩的內容時，你就可以開始啟動平行遊戲的內容。**讓所有的小朋友進行相同的遊戲內容，但卻是各玩各的。**例如同時進行馬賽克拼貼，或所有的人都進入球池玩耍。這時，畫面轉至所有的孩子都在做相同的事。

祕訣267

四部曲：聯合遊戲

當你發現孩子似乎一直停留在平行遊戲的階段，這時，你應該進一步推進至聯合遊戲，**讓孩子彼此在遊戲中有交集，開始有些簡單的互動。**例如在原先馬賽克拼貼的平行遊戲中，你可以引導明力把白膠遞給另一個小朋友，或請他幫對方拿範例圖案；或者在球池中，你可以引導明力將球撥至對方身上，或彼此丟接球。從這當中，開始燃起互動。

秘訣268

五部曲：合作遊戲

在合作遊戲中，可以說是真正進入到團體動力的頂峰，對自閉兒與帶領老師的挑戰也最大。在這階段，孩子們開始進入彼此合作、角色安排，同時依規則進行活動。你將會發現在團體中開始有領導者、高手出現，同時也有遵從者、配合者或新手存在。

請記得，在自閉兒的團體中，並非一開始就要求所有的成員都是從合作遊戲出發。**你可以視團體中孩子的能力，來決定你要開始的步驟。**當然，最終仍是以合作遊戲為目標。

問題四十
團體遊戲的設計與介入

「Cindy老師，Oliver不知道躲到哪裡去了，我們都找不到！妳幫忙一起找一找啦！」Robert急急忙忙要求著。「你們不是一起在玩躲貓貓嗎？怎麼會找不到，教室才那麼大，哪那麼會躲？你們自己再找找看。」Cindy老師說完，繼續低頭寫著聯絡簿。

「哎呀！下次不要讓Oliver再玩躲貓貓了啦！上回當鬼，我們都躲好了，結果他竟然連找都沒找，只顧著跳舞繞圈圈，害我們都不知道該不該跑出來。」Emily邊找邊抱怨著。

「對啊！躲貓貓這麼簡單，竟然都還不會玩。」William也附和著。「可是Oliver如果不會玩，為什麼他可以這麼厲害都讓我們找不到？」Robert感到有些疑惑。

「可是，我上次躲在鋼琴後面，結果Oliver就一直站在我旁邊對著我笑，我還一直小小聲告訴他走開。結果，害我最後被William找到。」Emily有些生氣地說著。

「你們幾個到底找到沒有！洗洗手，準備上課囉！」Cindy老師催促著。「可是，Oliver還沒有找到，他會不會跑到教室外面去了？」Robert有些擔心地說。

「外面？不會吧？」Cindy老師狐疑著。但是，可以確定的是，到現在還沒有人發現Oliver躲到哪裡去。

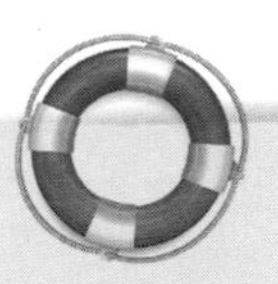

提升遊戲與人際關係的祕訣指南

祕訣269　躲貓貓
祕訣270　爆米花
祕訣271　荷葉上的小青蛙
祕訣272　移動城堡

祕訣 269

躲貓貓

對於自閉兒來說，躲貓貓的好處在哪裡？**其中之一，是讓孩子在躲藏的過程中（建議你，開始躲的時候，最好有大人或小朋友在旁引導陪伴），經驗突然被同儕發現的情緒反應與人際互動刺激**；或者在同儕的協助下，扮演尋找者的角色；同時，在過程中，讓孩子練習目標行為的建立。

或許你知道，自閉兒要扮演尋找者的角色通常難度較高。當然，也有自閉兒能夠躲得好好的，不容易被找到。同時，也有小朋友感到焦慮、不知所措，一直無法順利躲藏，或到處遊蕩、自我刺激。有時，也可能不經意洩漏出其他小朋友所躲藏的地方。這些都需要經驗，也都是必要的過程。

祕訣 270

爆米花

準備塑膠球（一般球池中常看見的小球）與桌巾（愈輕愈薄愈好）。

讓所有的小朋友各抓住桌巾的四周邊緣。

視桌巾的大小，決定人數，約四至八人。

發揮想像力，將五顏六色的塑膠球充當爆米花，放在桌巾上。

準備唱起〈爆米花〉這首兒歌（會唱，玩起來比較夠味，不會唱也沒關係，你可以選擇孩子熟悉的歌曲）。

一邊唱著〈爆米花〉，同時，讓所有的孩子有節奏地擺動桌巾。

「爆米花，爆米花，一顆玉米一朵花，兩顆玉米兩朵花，很多玉米很多花……」唱到最後的「嗶嗶啵啵嗶啵啵、嗶嗶啵啵嗶啵啵」時，小朋友同時用力擺動桌巾，並將爆米花向上拋出，騰空落下。

讓塑膠球像下雨般淅瀝嘩啦落下，激盪出所有孩子的歡樂。

遊戲中，觀察自閉兒是否可以與同儕共同合作擺動桌巾。同時，當塑膠球往上拋、往下掉時，情緒是否容易過度亢奮或失控。

祕訣 271

荷葉上的小青蛙

發揮想像力，假裝自己是小青蛙（必要時，先透過描寫青蛙內容的動畫影片，或以動作示範，增加自閉兒的理解與模仿能力）。

與小朋友一起腦力激盪，想想教室裡的什麼東西，可以變成池塘上的荷葉。例如床單、桌巾、海報紙都可以。

東摺、西摺、左摺、右摺、前摺、後摺，將荷葉大小做出各種變化（大荷葉、小荷葉、小小荷葉、小小小荷葉）。

再發揮一下想像力，將教室地板想像成池塘。

遊戲規則：當老師說「小青蛙出來玩囉！」同時，播放兒歌音樂（當然與青蛙有關最好）。

此時，所有的小朋友一起發出「哇哇哇」或「呱呱呱」的聲音，並一起在池塘玩耍。但是，當音樂聲結束時，所有青蛙必須全部跳到荷葉上。

音樂的結束，可由大人隨時調整音量大小切換。

此時，荷葉上可能出現推擠、合作、觸覺防禦、肢體碰觸、爭執等互動。

音樂結束後，還在池塘裡的小青蛙，將由大人扮演的貪吃蛇吃掉，淘汰出局（謎之音：請發揮想像力，貪吃蛇費盡力氣、張大嘴巴、露出牙齒、飢腸轆轆地看著池塘裡無助的小青蛙）。

活動中，你可隨時變化荷葉大小或荷葉數量，反覆依上述方式進行遊戲。

讓小朋友一起思考如何共同合作，讓所有小青蛙都能跳到荷葉上（謎之音：貪吃蛇眼巴巴地望著荷葉上的小青蛙，唉聲嘆氣地溜走）。

遊戲中，請特別觀察自閉兒在人際互動轉變中的適應力（不同荷葉上的同儕變化）、是否能維持適當的肢體接觸（太過疏遠或太過親近都可能讓同儕感到不舒服），及被貪吃蛇吃掉、淘汰等反應。

祕訣 272

移動城堡

活動中，以兩至三人為一組，將小朋友分為三至四組，每組平均分配各種顏色及形狀積木。

每組小朋友需要動腦建構、設計及堆疊出想像中的城堡模樣。

城堡在結構上必須夠穩定，但同時也需要預先鋪設陷阱，使得其他組小朋友移取積木時，造成城堡崩塌。

活動中，先決定哪一組優先拿取對方的積木（拆城堡）。

事先設定每次拿取的積木數，例如三、五或七塊等。但每次只能一塊一塊拿。

當順利取走對方城堡的積木，同時又沒有造成對方城堡的崩塌時，則可將所取得的積木加在自己的城堡上。

反之，在移取對方城堡積木時，若導致對方城堡崩塌，則視崩塌的積木數量，等量償還給對方。

最後，哪組堆疊的城堡積木數量最多，完成移動城堡的任務，哪組就獲勝。

遊戲中，請特別留意自閉兒是否容易固執地以自己的方式堆疊城堡，而不顧同組成員的反應。或當別組在拿取自己的城堡時，是否容易出現抗拒，或激動情緒。

問題四十一

如何維持適當的兩性互動

「Bill，請你把手放開。你這樣用力抱著我，讓老師很不舒服。」向日葵班的Sophia老師略微使力地把Bill的手支開，並說：「Bill，現在請回到你的位置上，把抽屜裡的彩色筆和畫紙拿出來，今天我們要畫海洋世界。」

雖然要求Bill回座位，但他仍然笑嘻嘻地斜眼望著Sophia老師，並再一次趨前作勢想要靠近。「Bill，你現在應該要做什麼？」「畫畫，海洋世界，畫畫。」Bill搖晃著身體，笑笑地回應著。沒多久他又自言自語：「老師抱抱，我要抱抱。Bill不乖，不能抱抱。老師抱抱，乖乖，我要抱抱。」

Sophia老師對此總是感到兩難，她心裡想著：「或許Bill是喜歡我，或許他想要用抱的方式跟我表達些什麼。但他每次在上課時，突然向前這樣用力地抱著我，真的讓我很不自在，更何況其他小朋友也都在看。」

「媽媽，關於Bill抱人這個問題，」Sophia老師突然停了下來，接著調整了一下說法。「我是說，關於Bill抱人的這種情況，也不只發生在我的身上，其實班上的Vivien和Tina也常常跟我抱怨，說Bill總是愛抱她們、不然就是一直看。

「喔！媽媽，Vivien就是我們班上那個頭髮很長，常常綁馬尾，眼睛大大的，有著雙眼皮，常常微笑的那個可愛小女孩。」Sophia老師補充，「Tina也長得很漂亮啦！就是前面那個穿著波浪領小圓點上衣，蕾絲滾邊短裙的小女孩。」

「Sophia老師，不好意思，Bill的舉動讓你們不舒服，我在想，是不是在家裡我們常常抱來抱去，讓Bill也變得習慣了，但老師你也知道擁抱是很自然的事啊！」媽媽感到有些抱歉，但也無奈地說著。

「媽媽，擁抱是沒錯啦！但是你有沒有想過，Bill現在雖然是大班，想要人家抱或抱人家或許也自然。但他突然想抱就抱人的這個習慣，如果一直這樣維持下去，以後到小學可能就會很麻煩耶。」Sophia老師強調著。

「那我該怎麼辦？難道抱他也不對嗎？」放學前，Bill媽媽無助地問著。

提升遊戲與人際關係的祕訣指南

祕訣273　即使我喜歡，不見得就可以
祕訣274　美的品味
祕訣275　視線轉移
祕訣276　行動體驗
祕訣277　手臂伸長的距離
祕訣278　擁抱的感受

祕訣 273

即使我喜歡，不見得就可以

自閉兒的家人與老師常有一種困擾，有時候他們對異性常常會出現不適當的肢體碰觸、撫摸、擁抱，或嗅聞對方的頭髮、衣服，或互動距離過度接近，或盯著對方猛看，而造成他人心理上的不舒服等。

自閉兒在生活中，要如何與異性維持適當的互動能力，旁人仍然需要給予清楚

的設限。在態度上，即使我喜歡，不見得就可以。

秘訣 274

美的品味

常常發現，自閉症孩子趨近或喜歡（從他們的臉部表情及非語言動作，多少可以辨識出來）的女生常常有些共同的特質。例如在長髮與短髮的女生之中，往往選擇長髮；穿裙子與穿長褲的女生，往往會選擇穿裙子的；在瘦與胖之間，往往較容易靠近瘦的女生。這些女生，無論是小女孩、阿姨或女老師，從外表看，總是傾向於二分法中，比較可愛、漂亮、美麗，比較像芭比娃娃般的女生。

秘訣 275

視線轉移

當你發現自閉兒過度專注在特定對象，長時間持續盯著對方的臉蛋看，而讓對方感到不自在時，**建議你，可以採取注意力轉移的方式**，例如以簡單的指令讓他有事做，或給予他感興趣的刺激物，或直接將他帶離現場，以將他的視線從特定對象身上移開。

祕訣 276

行動體驗

建議你，平時多以直接示範與角色扮演的方式，引導自閉兒在與他人互動時，維持在適當的距離內。**讓自閉兒從行動中去體驗，會比單純用說理的方式來得容易理解。**因為，他或許可以背誦與記憶你說的話，但卻不見得能夠理解，甚至執行你說的話。

我常常形容這些孩子，如果對他輸入了某些程式，而他也開始接受了這些程式，接下來，就會依著這段軌道開始像迴圈般的運行。但如果能夠同步以行動加以演練、修正、微調，將有助於發展較為適當的兩性正向互動經驗。

祕訣 277

手臂伸長的距離

該如何拿捏兩性互動的適當距離？通常約為一個人手臂伸長的距離。除非彼此關係很親密，否則太過於趨近對方，總是容易造成對方的壓迫與不適感。**作法上，可先讓孩子維持在特定的點上不動，隨後由大人趨近，與他保持在一個人手臂伸長的距離。接著，再由孩子練習向前靠近，並在距離一個人的手臂伸長距離前，停格。**

課堂上，如果發現自閉兒已過度趨近你，而讓你感到壓迫感、不舒服時，你可藉由課桌椅的阻擋，作為自己與孩子間的適當間隔，並要求自閉兒坐在座位上。

「Bill，請你坐在位置上，老師聽得到你說話。」

祕訣278

擁抱的感受

自閉兒能不能想抱就抱你？這一點，必須考量被抱的一方的感受。假如，你發現孩子突然向前擁抱，無論是抱的方式、抱的力道、抱的位置，或抱的時間點讓你感到不舒服。建議你，在孩子能夠理解的範圍內，以他聽得懂的方式，表達出你的不舒服，以及他可以選擇如何做的方式。

例如：「Bill，你這樣用力抱我，讓老師很不舒服，請你把手放開。」隨後輕輕將他的雙手移開，並與他維持在一定的距離，例如前述約一個人手臂伸長的距離。你可以說出他的感受，並告訴他怎麼做，例如：「Bill，老師知道你這樣用力抱著我，心裡很舒服、很開心。但是我不喜歡你這麼用力抱，你可以輕輕地抱，或者老師和你手牽手也可以。」

再次提醒，避免對自閉兒過度使用負向提醒的方式，例如「不能聞女生」「不行抱阿姨」「不能吻人家」「不可以摸女生頭髮」等，畢竟「聞」「抱」「吻」「摸」等動作指令孩子容易理解，但「不能」「不行」「不可以」等指令到底是什麼模樣，沒有人知道，孩子很難有畫面。你的負向提醒，反而更加強化上述的動作反應。

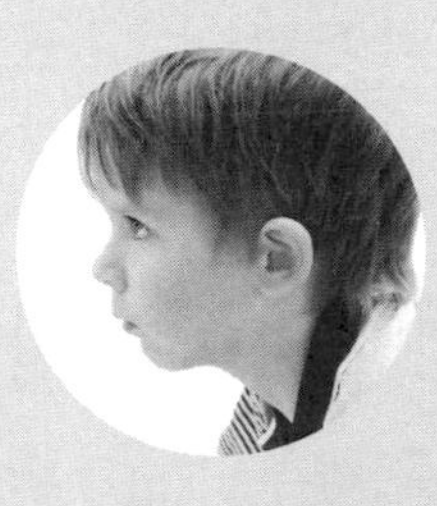

第八章

同理與接納

同理與接納，看似簡單的兩個詞，卻是一門終身必要的學習課程。由於每個人與自閉兒相處的機會、頻率與經驗不盡相同，而每個孩子（自閉兒也是如此）都是獨一無二的生命，在有限的接觸機會下，這時，電影宛如扮演著繽紛的萬花筒，在轉動的過程中，讓我們遇見人生的各種可能性。把電影作為了解與認識自閉兒的媒介，從劇中的人物、角色讓我們與其他孩子一起學習同理、接納與尊重。

也由於每個人與自閉兒之間所牽引的線端不盡相同，你或許是父母、老師、同儕、治療師，當然也可能是自閉兒的手足。關係的不同，角色的互異，連帶也激盪出對自閉兒不同的情緒感受與強度。感恩生命中出現的自閉症孩子，讓我們學習看見生命中的各種美好與可能性。

問題四十二
從電影學習同理與接納

當他和我不一樣，是他怪，還是我的視野太淺？該怎麼看待身旁的自閉症孩子，及學習如何與他相處呢？

電影介紹：

《阿蒙正傳》（Simple Simon）是導演安德烈斯歐曼（Andreas Ohman）的首部長片作品，代表瑞典角逐二〇一一年奧斯卡金像獎最佳外語片，並榮獲瑞典金像獎最佳影片、劇本、男主角、女配角多項入圍。

劇中主角阿蒙（Simon）是一位亞斯伯格症患者。阿蒙在生活中常常精算時間，有著屬於自己一套的標準作業流程的生活方式。在這流程軌道上運轉，常讓阿蒙感到平衡，然而當中只要有一部分被破壞，往往就會造成生活上的失衡與瓦解。

當哥哥（山姆）的女朋友（菲達）因為阿蒙的介入生活，無法忍受，而選擇離開時，就突然間造成了阿蒙的既定方程式失去平衡。為使自己能夠重返生活的軌道，阿蒙決定以科學的方式來幫山姆尋找下一個女朋友。

當阿蒙遇見開朗、樂觀、隨性的珍妮佛，並努力為山姆製造浪漫的約會情境時，珍妮佛卻也無形中一步一步、細微地讓阿蒙的孤獨內心體驗到美妙的轉變。最後，當影片停格在珍妮佛手指輕觸著躲回太空船的阿蒙，一切就是那麼的自然，也開啓了阿蒙塵封的心房。

一部電影是一扇窗，透過這扇窗，開啟了觀看電影者的思維與感覺。這裡以《阿蒙正傳》這部電影為例，試著一起與孩子分享、討論及腦力激盪劇中所要傳遞的訊息，無論是特殊、同理、接納、壓力因應與調適等生命課題。

但請提醒自己，多開幾扇窗，多接觸不同的電影。預防以偏概全，從單一推論擴展至全體，以為自閉症就是影片裡演的那一回事。就像最早《雨人》（Rain Man）電影放映後，人們一度誤以為自閉症患者就該像達斯汀．霍夫曼（Dustin Hoffman）演的角色一樣，都是具有特殊天賦的天才。當然，阿蒙也是其中一扇窗而已。

提升同理與接納的祕訣指南

祕訣279

壓力反應

Q：當遇見壓力時，你會有什麼反應？

影片一開始，你會發現，在阿蒙不知所措，或遇見壓力時，他總是躲進像太空船的鐵桶子裡。每個人總是會遇見壓力，自閉而更是容易如此。**試著和孩子討論遇見壓力時，自己可能會有的反應模式，以及對於阿蒙的選擇方式，他們又有什麼看法。**

祕訣 280

怪與見識淺薄

Q：什麼是怪？是我們見識太淺，還是別人比較奇怪？

「難道一個人很喜歡研究昆蟲，或捷運路線網就是怪嗎？」「為什麼自閉症喜歡研究昆蟲就是怪？而許多大學教授研究昆蟲就不怪？怪不怪，是誰說了算？」到底是凡事要求方程式運作的阿蒙怪？還是我們的視野比較淺、比較窄？**試著與孩子討論什麼叫做怪，如果這些怪沒有影響到別人，是否就可以接受呢？**

祕訣 281

看待與接納

Q：當兄弟姊妹有自閉症，你會如何看待這件事？

想像一下，如果自己的兄弟姊妹有自閉症，你會如何看待彼此的關係呢？你會向同學告知家有自閉症的兄弟姊妹嗎？你會和其他小朋友與他一起玩嗎？你是否能夠接受事實並接納他的特質呢？還是總是抱怨他不時出狀況或讓自己感受到難堪呢？

祕訣 282

問題解決之道

Q：什麼情況下，你會從太空船出來？你的問題解決方式是什麼？

影片中，當阿蒙躲進太空船裡時，阿蒙媽媽採用直接命令喊叫的方式，而爸爸想用金錢（克朗）誘惑阿蒙出來，**哥哥山姆則試著以同理的方式，揣摩阿蒙當下的情境，與阿蒙溝通**。「地球呼叫阿蒙，請回答。」「降落完成，請開啟艙門，完畢。」如果你是阿蒙，在什麼情況下，你才會選擇離開逃避壓力的太空船呢？如果你是他身旁的人，那麼你會選擇用什麼方式讓他出太空船呢？

祕訣 283

特權與為所欲為？

Q：難道只要是自閉症或亞斯伯格症，怎麼樣發脾氣，或做什麼都可以嗎？

教室裡，總是有同學向老師抱怨：「為什麼他可以，我們就不行？難道自閉症就可以為所欲為嗎？他想要怎樣就可以怎樣嗎？為什麼他都不需要接受處罰？」這些話往往讓老師當下不知如何回應。這種情形，如同在電影中所演出的，難道不小心碰觸到阿蒙，就應該被他打一巴掌，或被他推到河裡嗎？**試著聽聽看孩子怎麼說。**

祕訣284

獨自過日子

Q：人難道不能自己一個人獨自過日子嗎？

影片裡，阿蒙在獨白上表示：「我喜歡外太空，外太空是無憂的，沒紛擾，沒誤解，因為外太空根本不帶感情。」「我沒有朋友，友情只會製造困擾。」曾經有自閉兒抱怨：「交朋友會給自己帶來災難，所以我選擇自己一個人玩。」是誰說，一個人不能自己獨自生活？是誰規定，一定要與人別人互動？**如果自己一個人可以自得其樂，甚至於宅在家，或者與他人相處總是讓自己感到難堪時，為什麼他不能選擇一個人？**

祕訣285

SOP的生活抉擇

Q：為什麼工作有標準作業程序（Standard Operating Procedure；SOP），難道生活就不能有嗎？

電影裡，阿蒙為求心理上的平衡與安心，總是在生活上規劃了標準作業程序，為同住的三個人量身訂做，簡化居家作息。這看起來像是一件好的習慣與有效率的方式，但為什麼如此進行的時候，反而周圍的人會感到不適應呢？**引導孩子自我思考，在日常的生活或學習中，是否也有屬於自己的那一套標準作業程序？**如果自己依著這道程序生活，你還是會覺得怪嗎？如果是，那麼，又是怪在哪裡呢？

祕訣 286

關於自閉症，你怎麼說？

Q：關於自閉症，你怎麼說？

如果你身旁有自閉症的手足或朋友，你會說「他是自閉症？」還是「他有自閉症的困擾？」**這兩句話，你覺得說起來有差別嗎？**哪一句比較會讓你覺得自閉症就等同於他的全部呢？哪一句話會讓你比較能夠感受到對方，仍然有屬於一般人的獨立個體呢？

問題四十三
如何面對自閉兒的手足關係

「阿介，分組資料都在你那邊，今天下午乾脆直接到你家做報告好了，這樣最省事。」

「不要啦！我家很亂，不方便你們來啦！資料我明天再帶來學校就好了，沒差一天啦！」

「你家管制很嚴喲，人家福山植物園需要入山申請，難道你家是住在裡面喲。」

「犀牛，你別鬧了，我是很想讓你們來，只是……」

「只是什麼？難道你女朋友住家裡？」

「你在說什麼？」

「不然是什麼？我們從高一開始說要去你家，到現在都已經高三快要念完了，還是去不了。」「踹共！踹共！今天你一定要給我們一個交代，把話說清楚，不然我們兄弟的緣分就到這裡。」綽號犀牛的陳希鈕有些不爽地威脅著。

「犀牛，如果你是兄弟就不要為難我嘛！」

「為難你？阿介，你有沒有搞錯，為難你？是我們被你為難吧？」

「對！對！是我們被你為難才對！」大頭加入幫腔。

「阿介，你有沒有算過，這兩年多，你和大頭來我家住過幾次？他媽的，我還沒給你們收住宿費耶。是怎樣，你家是住帝寶喲，很高檔是不是，我們是不配進去喲，幹！」

「犀牛，阿介他家真的是住帝寶喲？」大頭瞪著他雙眼皮的大眼，一副不可思議的模樣。

「我還圓山大飯店耶！」犀牛右手直接朝大頭的後腦勺敲下去。

「犀牛，你真的別誤會，其實我真的有難言之隱。」

「難言之隱？如果你把我和大頭看作是兄弟，你哪來的難言之隱。人家大頭連小時候被他阿爸家暴，打得頭破血流，送去寄養家庭住了兩年這件事都坦白。我連國中時，老媽離家跟人落跑，這件事情也沒隱瞞，你還在跟我說有難言之隱，你還真的沒有把我跟大頭當成是朋友。」說到這裡，犀牛的火氣更大了，連大頭聽得也雙手扠腰，眼睛直瞪著阿介。

說？不說？阿介為難著，在犀牛與大頭的面前，還有在自己的心裡。

這個難言之隱，其實在阿介的心裡已經存放了好多年。打從國小四年級那次事件，他就在心裡告訴自己「絕對、絕對不讓同學知道他有個重度自閉症的弟弟。」當然除了自己絕口不提外，同時，也不會讓同學來家裡。

這個讓他刻骨銘心的記憶，阿介永遠記得。有回，自己忘了帶聯絡簿，媽媽特別趕在上課前把簿子帶到教室裡來。那天除了聯絡簿，媽媽也把當時正要去發展中心上課的弟弟阿川帶來。

這是同學第一次見到阿川。「哇！你們看那個弟弟好奇怪耶！一直比手劃腳，嘴巴還一直發出咿咿咿的怪聲耶！」「誰家的弟弟？」「對啊！好像是從外太空掉到地球上，還一直轉圈圈耶！」「還好他不是我弟弟，如果我媽媽生出這樣的弟弟，我一定要舉牌抗議！」教室裡，同學你一言，我一語的嘲笑聲，像一把把利劍往阿介的心穿透。那天，在教室裡，阿介不說一句話。回到家，整個人關在房間裡哭了一個晚上，直到睡著。

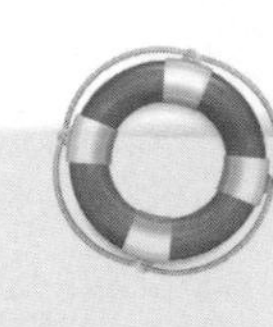

提升同理與接納的祕訣指南

祕訣287 難以承受之重？

對於兄弟姊妹患有自閉症的孩子來說，他們要如何在成長過程的一路上，調整與接納自己的手足，往往會有一段相當迂迴崎嶇的心路歷程。有時你發現，自閉兒的手足總是被迫成熟了一些。**但是，請提醒自己，不能理所當然地這麼認為。**

祕訣288 傾聽感受

「阿川媽媽」，阿介常常在家接到同樣在上早期療育課程的阿姨們打電話來，每次總是開口要找「阿川媽媽」。「阿川媽媽，電話！」阿介對於這樣的電話總是感到既羨慕又忌妒，心想：「為什麼沒有人要找阿介媽媽？」

孩子的心思都很敏感。或許，我們都很自然而然地想：「一群媽媽們都是在發展中心認識，當然在稱呼上就開口閉口阿川媽媽。」**只是，我們有時候需要停下來，傾聽自閉兒手足的感受。**

特別是，在療育過程中，父母總是容易花費許多的時間與心思在自閉兒的身上，這些時間與關注的失衡，有時候其實深烙在手足的眼裡與心裡。特別當我們理所當然地認為，這些兄弟姊妹表現好是應該的，他們更是難以忍受。

試著同理這些手足也需要被父母注意的感受，有時孩子心裡也會想：「為什麼我不是阿川？為什麼我不是自閉症？如果我也是自閉症，那該有多好。」

祕訣289

親子約會時間

正因為我們在照顧自閉兒時，常容易有這些失衡的現象，套一句孩子常講的「不公平！不公平！你們都只教阿川，陪他玩，根本沒有人想陪我！不在意我！」這時，我們真的應該在生活上特別安排與其他孩子的獨處時間。

這些時間一定要每天預留出來，無論長短，十五分鐘也好，一小時也可。只要讓孩子感受到，在這個當下，父母的眼光裡，滿滿的只有自己。雖然，你可能很想告訴孩子：「你要能夠體諒父母，弟弟真的需要花許多心思在他身上。」**但是講道理，請適可而止，孩子需要一些時間。**

祕訣290 不強加責任在手足身上

不要忘了，這些自閉兒的兄弟姊妹也是個孩子。「阿介你應該知道，阿川患有重度自閉症，你這個做哥哥的，總該要負起責任，幫弟弟一些忙。」這些話，說真的，聽在成長中的孩子耳裡，心裡的擔子是重了些。有時，孩子真的承受不起如此的責任要求，反而容易反彈。

祕訣291 一起認識自閉症

身為自閉症的父母或老師，有時連身為大人的我們，對於自閉症到底是怎麼一回事，往往也是概念模糊，甚至於也不知道該如何與他們相處，這對兄弟姊妹來說也是一樣。**因此，試著讓手足一起與你在生活上，來認識自閉症的特質及學習相處的方式，無論是大人或是小孩。**但是，請彼此給些時間。

問題四十四
當孩子被診斷自閉症

「你確定阿志是自閉症嗎？可是他很會說話，又愛與人爭辯，真的是一點都不像耶。而且他都會主動來找我，雖然模樣是覺得有些怪裡怪氣。」美寶老師疑惑地說。「可是，他真的領有輕度自閉症身心障礙手冊啊！而且也是經過鑑輔會鑑定通過的正式特殊生喲！」芷雲老師補充著。

「我總覺得阿志和我以前教過的自閉症孩子不太一樣，像上學期也帶過一位輕度自閉症孩子，但是他的口語就真的沒有阿志那麼多，但是情緒倒是比阿志穩定許多。最重要的是，他很聽話。」美寶老師停頓了一下，加重語氣、並補充著「喔！我想起來了，上學期那位孩子我們都叫他影印機，他讓我印象最深刻的，就是只要看過的字，都可以一五一十，完整地寫下來，就像copy一樣。可惜的是，會寫，但卻不懂自己寫的字是什麼是意思。」

「有時候在想，同樣都是輕度自閉症，為什麼孩子的表現模樣那麼不一樣？當然在研習時，講師是有提到通常患有輕度自閉症的孩子，一種是高功能自閉症，另一種可能是亞斯伯格症。當然，亞斯伯格症也被歸到泛自閉症的光譜上，只是程度相對較輕。」芷雲老師說著。「但說真的，是不是自閉症，是哪一種自閉症，真的有那麼重要嗎？」

「說的也是，其實不論是高功能自閉症或亞斯伯格症，不管患的是不是輕度自閉症，這些有特殊需求的孩子們，還是一樣需要被教導。當然，有時候，和家長溝通時發現，家長對於亞斯伯格症的診斷接受度好像比較高。至於孩子是不是有自閉症的傾向？說真的，如果孩子沒有到醫院評估，特別是領到身心障礙手冊，通常我都不太敢直接向家長說，太敏感了。」美寶老師心有戚戚說著。

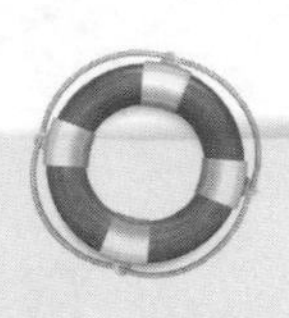

提升同理與接納的祕訣指南

祕訣295　診斷留給我們什麼印象？

祕訣
292

玫瑰花瓣的思考

眼前一朵玫瑰花，如同一片一片花瓣數著。他是自閉？他不是自閉？他是自閉？他不是自閉？他是自閉？他不是自閉？

有時，大人看小孩，發現獨來獨往，發現固執，發現眼神不看人，發現語言表達不理想，發現……就直覺地懷疑孩子是否自閉？

有時，大人習慣性對照著診斷標準，一點一項地自我檢核症狀，這點像，那模樣，他是自閉？

對「問題」敏感，有時雖然能夠讓人適時察覺「問題」、發現「問題」，但也容易先入為主地陷入「標籤問題」，他是自閉？

轉個彎，試著尋找證據，說服自己，他不是自閉？

這時，大人看待孩子的角度開始產生改變。

他不是自閉？你得發揮福爾摩斯精神，並且將目光調向正向觀點，開始尋找孩子的優勢特質與表現，縱使他最後還是被診斷為自閉。

他是自閉？他不是自閉？是一個細緻的邏輯推理與認識孩子身心特質的過程。

他是自閉？他不是自閉？在玫瑰花瓣的思考下，讓大人多一道認識孩子的門窗。

他是自閉？他不是自閉？重點在於給孩子在未來的日常生活及校園學習上，最適切的需要與方向。

祕訣293

自閉隨想

一般人總是認為開口說話彼此才能溝通，偏偏自閉兒的語言發展往往不是這副模樣。

是我們該花心思懂他們，還是他們必須學習瞭解我們？

五感的過度敏感或異樣常令旁人無法想像。

對於突如其來的情境轉變，他們也常焦慮到措手不及。

旁人因無法理解，而略顯粗暴的互動方式，也常讓自閉兒驚慌失措。

常有人形容自閉像一道牆。

是我們必須鑿開牆面一窺自閉兒的內心世界，還是總期待他們能將牆奮力一推？

每個孩子都有他生存及生活的方式，自閉兒也不例外。是自閉兒過於特殊，還是我們的眼界太渺小？

祕訣294

亞斯伯格隨想

和自閉症可以說算是親戚。

如果自閉症咖啡因比較濃，像黑咖啡。那麼亞斯伯格就像加了牛奶的拿鐵咖啡，清淡些。

怪，總是他人對亞斯伯格的刻板印象。

一頭霧水，也往往是與亞斯伯格過招後的感覺。

說是如星空般的謎樣，倒不如我們得費心去瞭解。

常常容易與ADHD搞混，雖然兩者八竿子打不著，但也有人兩者都有。

不像ADHD有利他能或專思達的加持，遇見亞斯伯格，你真的需要真本事。

專注始終是亞斯伯格的註冊標籤。

雖然和你想要讓他聚焦的點不盡相同。

自有一套對於事物的解釋，但每個人不也都是如此。當然，或許強度有別。

複雜不是亞斯伯格的最愛，單純始終讓人感到完美。

結構與秩序讓亞斯伯格總能優游其間。

情緒翻騰時，你別急著想要入寶山說教。

隨著時間情緒沉澱，一切一切都變成好說。

祕訣295

診斷留給我們什麼印象？

在教師研習及演講的場合，我總是會向老師們探詢一個問題：「如果下週一班上即將轉來一位自閉症孩子，請問你的第一個反應會是什麼？」會這麼問，主要是提醒在第一線接觸孩子的我們，是否能夠適時自我覺察自己想法的適當性，避免陷入先入為主的刻板印象，例如：「怎麼辦？這些孩子很難帶耶，其他同學的上課權利不就都受影響？」而令自己卻步、抗拒。

我們很容易太過聚焦在孩子的症狀，而忽略孩子這個人本身的存在。無論是你覺得ADHD的煩，或自閉症、亞斯伯格症讓你感到的怪。

ADHD被抱怨的天馬行空、脫韁野馬，沒有框架的思考，卻與創意之間頗有類似之處。而自閉症、亞斯伯格症被認為如銅牆鐵壁般的固執性，卻也相當程度地反映出他們看待事物的堅持宛如磐石一般。常常在思索，我們對於事物的看法是否太普通，太單一向度，而框住、限制了自己？

問題四十五
自閉兒教我的五件事

佳薇老師還記得那一年，開學後兩週的星期五放學前，教務主任請她到辦公室。「佳薇老師，不好意思喲，剛開學不久，現在有件事情可能需要麻煩妳，希望妳能答應。」主任有些委婉地說著。直覺告訴自己，這應該不會是一件好事，佳薇老師心裡想著。

「我知道，妳現在班上已經有兩位特殊生，當然還有幾位讓老師們感到像是疑似情障生。我知道妳班級經營的負擔很重，說真的，也不好意思再將新的麻煩往妳們班上放。」主任不等佳薇老師的回應，繼續說著：「只是，下星期一有一位自閉症的轉學生，要進來我們學校。妳也知道我們三年級只有兩班，況且二班陳老師的耐性也……」說到這，主任停頓了一下。「這回真的得要再麻煩妳了。」

說真的，新進的佳薇老師連拒絕的話都沒辦法說。只是，當時突然覺得心頭開始沉重起來。「雖然曾經修了一些特教學分，但畢竟不是特教老師，對於特殊學生的狀況與需求還真的有許多需要去學習的地方。只是班上已經有一位注意力缺陷過動症的孩子，及輕度智能障礙的唐寶寶。這時如果自閉症的轉學生再加到自己的班上，另外也把疑似情障生算進來，這時內心真的感到有些焦慮、疲累。」

但是，現實告訴佳薇老師，「這是無法改變的事實。」也就是因為如此，她決定「認命」接受這個安排。畢竟，在壓力因應與調適這件事情上，有時「認命」也是一種讓自己心情負擔減少的方式之一。

「或許換個想法看待這件事情吧！」轉念，這是佳薇老師辛苦地踏進正式老師這行列，常常提醒自己的一件事。「我想，這些寶貝天使們，無論是ＡＤＨＤ，無論是唐氏症，或是對自己相對陌生的自閉症，一定有他們值得學習的地方，他們的出現一定有一些訊息想要告訴我們。」佳薇老師沒有特定的信仰，但是，對於這些具有特殊需求的學生，她則有自己一番正向的看待方式與態度。

「我很感謝孩子的自閉症特質，讓我對於生命與世界有著不同的看法。或許，過去的我，總是認為每個孩子都應該有著一套相同的成長與學習模式。因此，當孩子表現出與其他人不同時，一開始會讓我有著很長的一段時間，缺乏耐性、無法釋懷，為什麼他會是這樣？老是講不聽、教不會。

「我總是在希望孩子能夠變得跟其他人一樣的期待與要求下，而不斷與他衝突、拉扯。最後，我們都累了。但是，突然一想，他為什麼一定要變成跟別人一樣呢？在不影響別人的情況下，在不傷害自己的前提，為什麼孩子不能夠做他自己呢？當我這麼想的時候，我的心就開了，心就柔了，心也輕鬆了，看待自閉兒的角度也就變了。」

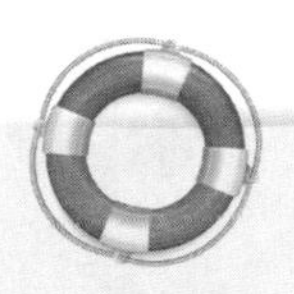

提升同理與接納的祕訣指南

祕訣296 專注
祕訣297 堅持
祕訣298 熱情
祕訣299 靜觀
祕訣300 節奏
祕訣301 生命中的微旅行：寫下遇見的美好

祕訣 296

專注

投入一件事，試著追根究柢，瞭解它是怎麼一回事。我們常常希望孩子們能夠學會專注，同時將自己的注意力投注在一件事情上，並在該事情上多放一些時間，往往你會發現在時間的醞釀下，往往也會有許多的成果出現。雖然自閉症孩子，專注在特定的刺激上，總是被解讀成沒有特定的功能。但是，**如果我們能夠協助他將所專注的事物，與周遭產生關係與意義，或許你會有許多新發現。**

祕訣 297

堅持

當清楚方向時，前方雖然有許多的岔路或險阻，還是知道如何往前去。

我們常常教導孩子當面對挫折時，必須要繼續堅持所要走的路，不論前面是否有任何的阻礙在前。**在自閉症孩子的身上，你也會學習到這些堅持的特性。**

堅持與固執，總是在一線之間。或許堅持能夠讓彼此都受惠，固執則乍看之下對自己有利，但實際上往往造成彼此都是受阻礙。

祕訣 298

熱情

在瞬息萬變、爭奇鬥豔的刺激中找出能燃起動力的興趣。

很多事情都有一體兩面，**有時我們認為自閉症太執著於某些特定的事物上，但是換個角度想，其實在現實的大人世界中，我們不也是如此，對於某些興趣或嗜好也是投注許多時間與心力？**

從自閉症孩子的身上，我們練習學到如何燃起自我的動力，從熱情投入的興趣中，進一步去瞭解自己的特質，與對於日常事物的看法。進而如同品茶一樣，逐漸瞭解自己的味道，找到一種屬於自己的、獨特的生活風味。

祕訣299 靜觀

對於周邊事物冷靜地觀察，同時自得其樂。

我們總是容易形容自閉症的孩子不懂得如何察言觀色，特別是對於身邊複雜的人、事、物。在與孩子相處的過程中，你會發現他雖然讓我們覺得似乎對周遭事物漠不關心，或者在解讀訊息上，與一般的你我有著不同的步調與頻率。**但是，或許你我可以靜下心來瞭解他所要傳達的訊息會是什麼。**

祕訣300 節奏

在生活中，彈出屬於自己的節奏，起、承、轉、合、春、夏、秋、冬，輕快地在節奏中漫步。

每個人在生活中，都嘗試在經驗中，去找到屬於自己的節奏。在這個如同行星的軌道中，讓我們可以自由自在的運行。你會知道什麼時間、什麼地點，選擇做什麼事情，會讓你的能量耗費得比較少一些，也會讓你的心情反應自在一些。

只是我們很主觀地以為，自己的慣性是很自然而然的事。但是，對於相對強烈在意規律性的自閉兒來說，卻總是讓我們覺得是異樣。**遇見這些孩子，或許讓我們學會對不同特質生命的尊重。**

當你張開雙臂擁抱這已存在的事實，當你看見了這群孩子們有著自己的生命節奏。或許，我們的心，就能夠感受到自閉特質所帶來的暖暖的感覺。

祕訣301

生命中的微旅行：寫下遇見的美好

就如同在生活中給自己一場一場的微旅行，只要你願意隨時停留、轉身、佇足、細細聆聽與好好品味，就像你意外地走進《巷弄裡的那家書店》，或街頭轉角的《等一個人咖啡》，總是有許多的故事等待你去細心領會。**寫下你遇見的所有美好，在每日與自閉症孩子相處的經驗上。**

你將發現，我們的生命，會因為遇見自閉兒而帶來——改變。

【附錄】
泛自閉症的20個延伸協助指南

1. 如果你想透過漫畫了解自閉兒，推薦你戶部敬子的漫畫作品《與光同行 擁抱自閉兒》，台灣東販出版。
2. 如果孩子總是對特定事物感興趣，卻對其他事物沒感覺，推薦你成長小說《蛋糕學校》，會激發你的新想法。天下雜誌出版。
3. 如果你常煩惱孩子的想法與認知，總是固執、僵化、無法變通，推薦與孩子共讀這繪本《米莉的新帽子》，小天下出版。
4. 如果孩子常常想要交朋友，但總是在人際關係上遇見挫折，推薦與孩子共讀這繪本《我們來做好朋友》，小天下出版。
5. 如果孩子總是莫名其妙發脾氣，無法覺察與表達生氣情緒，推薦與孩子共讀這繪本《生氣是怎麼一回事？》，大穎文化出版。

6. 如果你想要讓手足感受自閉兒的內心世界，推薦與孩子共讀這本童書，劉清彥《弟弟的世界》，巴巴文化出版。
7. 如果孩子對於上學總是感到緊張、不安、焦慮，推薦與孩子共讀這繪本《上學的第一天，我的肚子裡有蝴蝶》，米奇巴克出版。
8. 如果你想要讓孩子面對困境時，能夠提升問題解決的能力，推薦與孩子共讀這繪本《大家一起鋪鐵軌》，天下雜誌出版。
9. 如果孩子在班上總是被不友善的對待、欺負或被霸凌，推薦和小朋友們共讀這繪本《我不喜歡你這樣對我！》，大穎文化出版。
10. 如果你想了解身為父親陪伴自閉兒的生命歷程，推薦蔡昭偉（蔡傑爸）的作品《一路上，有我陪你》，時報出版出版。
11. 如果你想經歷身為母親如何與孩子在成長中的幽默對話，推薦卓惠珠（花媽）的作品《當H花媽遇到AS孩子》，小樹文化出版。
12. 如果你想透過孩子的角度了解自閉兒的心路歷程及無限可能，推薦游高晏的作品《我和地球人相處的日子》，文經社出版。
13. 如果你想要了解青春期亞斯伯格症的內心世界，推薦你閱讀這本小說《柯林費雪：非典型少年社交筆記》，麥田出版。

14. 如果你想知道全世界最知名的自閉症名人—天寶．葛蘭汀的故事，推薦這本《星星的孩子：自閉天才的圖像思考》，心靈工坊出版。

15. 如果你想透過聲音了解自閉兒等訊息，推薦收聽《親職花路米》線上廣播http://myradio.tw/category/flower/（雖停播，但仍可連結收聽先前節目內容）。

16. 如果你想要了解自閉兒的相關活動訊息與資源，推薦你參考財團法人中華民國自閉症基金會會訊《牽引》。

17. 如果你想要進一步了解自閉兒的相關資訊，推薦你連結至花媽所主持《幫助高功能自閉與亞斯柏格》的臉書粉絲專頁https://www.facebook.com/aspergerhcuse。

18. 如果你想要查閱相關特殊教育法規的細節與內容，推薦你連結至《全國法規資料庫》的網站http://law.moj.gov.tw/Index.aspx，輸入你想搜尋的關鍵字。

19. 如果你想要獲得各縣市及相關單位等特殊教育的研習訊息，推薦你上《教育部特殊教育通報網》的網站http://www.set.edu.tw/。

20. 如果你想查閱各縣市相關醫療院所的兒心專科醫師訊息，推薦你連結至《台灣兒童青少年精神醫學會》的網站http://www.tscap.org.tw/faculty/faculty_01.asp。

國家圖書館預行編目資料

301個自閉兒教養祕訣／王意中著. --初版. --
臺北市:寶瓶文化, 2014. 09
面； 公分. --(Catcher；069)
ISBN 978-986-5896-84-3 (平裝)

1. 自閉症 2. 行為改變術 3. 親職教育

415. 988 103016502

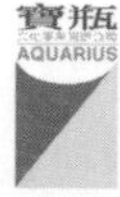

catcher 069

301個自閉兒教養祕訣

作者／王意中

發行人／張寶琴
社長兼總編輯／朱亞君
副總編輯／張純玲
資深編輯／丁慧瑋 編輯／林婕伃
美術主編／林慧雯
校對／賴逸娟・劉素芬・陳佩伶・王意中
營銷部主任／林歆婕 業務專員／林裕翔 企劃專員／李祉萱
財務／莊玉萍
出版者／寶瓶文化事業股份有限公司
地址／台北市110信義區基隆路一段180號8樓
電話／(02)27494988 傳真／(02)27495072
郵政劃撥／19446403 寶瓶文化事業股份有限公司
印刷廠／世和印製企業有限公司
總經銷／大和書報圖書股份有限公司 電話／(02)89902588
地址／新北市新莊區五工五路2號 傳真／(02)22997900
E-mail／aquarius@udngroup.com

法律顧問／理律法律事務所陳長文律師、蔣大中律師
如有破損或裝訂錯誤，請寄回本公司更換
著作完成日期／二〇一四年
初版一刷日期／二〇一四年九月二日
初版六刷+日期／二〇二三年八月二十二日
ISBN／978-986-5896-84-3
定價／三五〇元

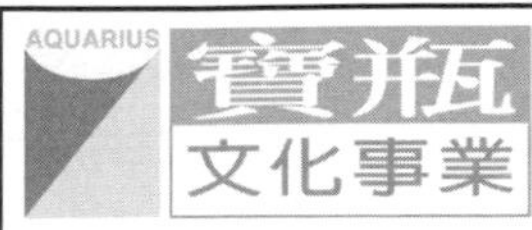

愛書人卡

感謝您熱心的為我們填寫，
對您的意見，我們會認真的加以參考，
希望寶瓶文化推出的每一本書，都能得到您的肯定與永遠的支持。

系列：Catcher069　**書名：301個自閉兒教養祕訣**

1. 姓名：＿＿＿＿＿＿＿＿　性別：□男　□女
2. 生日：＿＿年＿＿月＿＿日
3. 教育程度：□大學以上　□大學　□專科　□高中、高職　□高中職以下
4. 職業：＿＿＿＿＿＿＿＿
5. 聯絡地址：＿＿＿＿＿＿＿＿＿＿＿＿＿＿＿＿＿＿

   聯絡電話：＿＿＿＿＿＿＿＿　手機：＿＿＿＿＿＿＿＿
6. E-mail信箱：＿＿＿＿＿＿＿＿＿＿＿＿＿＿

   □同意　□不同意　免費獲得寶瓶文化叢書訊息
7. 購買日期：＿＿年＿＿月＿＿日
8. 您得知本書的管道：□報紙／雜誌　□電視／電台　□親友介紹　□逛書店　□網路

   □傳單／海報　□廣告　□其他
9. 您在哪裡買到本書：□書店，店名＿＿＿＿＿　□劃撥　□現場活動　□贈書

   □網路購書，網站名稱：＿＿＿＿＿＿　□其他＿＿＿＿＿
10. 對本書的建議：（請填代號　1.滿意　2.尚可　3.再改進，請提供意見）

    內容：＿＿＿＿＿＿＿＿＿＿＿＿

    封面：＿＿＿＿＿＿＿＿＿＿＿＿

    編排：＿＿＿＿＿＿＿＿＿＿＿＿

    其他：＿＿＿＿＿＿＿＿＿＿＿＿

    綜合意見：＿＿＿＿＿＿＿＿＿＿＿＿＿＿＿＿＿＿＿＿＿＿＿
11. 希望我們未來出版哪一類的書籍：＿＿＿＿＿＿＿＿＿＿＿＿＿＿

讓文字與書寫的聲音大鳴大放

寶瓶文化事業股份有限公司

（請沿此虛線剪下）

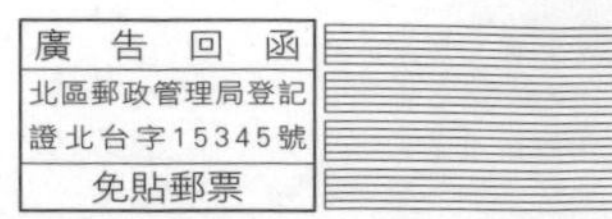

寶瓶文化事業股份有限公司　收

110台北市信義區基隆路一段180號8樓

8F,180 KEELUNG RD.,SEC.1,

TAIPEI.(110)TAIWAN R.O.C.

（請沿虛線對折後寄回，謝謝）